Sahba Hassan
Nikhil Agnihotri
Shailesh Jain

Falhas na Implantodontia

Sahba Hassan
Nikhil Agnihotri
Shailesh Jain

Falhas na Implantodontia

ScienciaScripts

Cover image: www.ingimage.com

This book is a translation from the original published under ISBN 978-620-8-17241-1.

Publisher:
Sciencia Scripts
is a trademark of
Dodo Books Indian Ocean Ltd. and OmniScriptum S.R.L publishing group

120 High Road, East Finchley, London, N2 9ED, United Kingdom
Str. Armeneasca 28/1, office 1, Chisinau MD-2012, Republic of Moldova, Europe
Printed at: see last page
ISBN: 978-620-8-28598-2

Índice

INTRODUÇÃO

A introdução de implantes na medicina dentária reduziu as limitações das modalidades protéticas convencionais. O campo da implantologia foi transformado de uma arte imprevisível numa ciência clínica bem fundamentada como uma modalidade de tratamento hiperespecializada. A previsibilidade desta modalidade de tratamento transformou as opções de restauração dos pacientes desdentados. Como resultado da investigação contínua no planeamento do tratamento, desenhos de implantes, materiais e técnicas, o sucesso previsível é agora uma realidade para muitas situações clínicas difíceis.

Os pacientes que se confrontam com um procedimento terapêutico colocam mais frequentemente questões relativas à taxa de sucesso de uma determinada intervenção médica, cirúrgica ou dentária. Por outras palavras, estão preocupados com a garantia do procedimento e estão interessados nos resultados a longo prazo. Por conseguinte, antes de decidir proceder a uma terapia com implantes, o doente deve ser informado sobre o risco de insucesso do tratamento.

Os implantes estão disponíveis em muitas formas, tamanhos e comprimentos, utilizando uma variedade de materiais com diferentes propriedades de superfície. São muitas as variáveis que afectam os implantes orais, pelo que é difícil prever com fiabilidade a probabilidade de sucesso de um implante. É difícil avaliar se as várias modificações introduzidas nos implantes mais recentes proporcionam um melhor desempenho. Está bem estabelecido que a falha pode ocorrer mesmo sob os melhores cuidados.

O conhecimento dos tipos de complicações que podem ocorrer com os procedimentos dentários é um aspeto importante do planeamento do tratamento, da comunicação entre o dentista e o paciente e dos cuidados pós-tratamento. Uma vez que a conceção dos estudos clínicos sobre implantes não foi padronizada, a comunicação das complicações clínicas tende a variar. O sucesso e o insucesso dos implantes são condições dinâmicas ligadas ao tempo e requerem uma reavaliação periódica e, se necessário, um tratamento de salvação. O fracasso do implante é uma condição estática de resultado final que requer a remoção de um implante fracassado.

Esta dissertação bibliográfica baseia-se em revisões da literatura sobre os factores importantes para o sucesso e insucesso a longo prazo dos implantes orais. Muitos factores são atribuídos ao insucesso dos implantes dentários, sendo avaliados os componentes críticos que levam ao insucesso precoce e tardio dos implantes. O comportamento dos dentes naturais e dos implantes é comparado em condições locais e sistémicas saudáveis e desfavoráveis. Com base nesta comparação, tenta-se chegar a uma conclusão sobre a vulnerabilidade dos implantes dentários e o seu prognóstico. É enfatizada a importância da supervisão clínica contínua da condição do implante de um paciente com um bom programa de rechamada e a necessidade de acumular dados clínicos relativos a falhas de implantes durante um longo período de tempo de uma forma padronizada.

TERMINOLOGIAS

IMPLANTE

Qualquer objeto ou material, como uma substância aloplástica ou outro tecido, parcial ou totalmente inserido ou enxertado no corpo para fins terapêuticos, de diagnóstico, protéticos ou experimentais.

IMPLANTE DENTÁRIO

Dispositivo protético ou material aloplástico implantado nos tecidos orais por baixo da mucosa ou dos tecidos perósteos, e ligado ao osso para proporcionar retenção e apoio a uma prótese fixa ou de remoção.

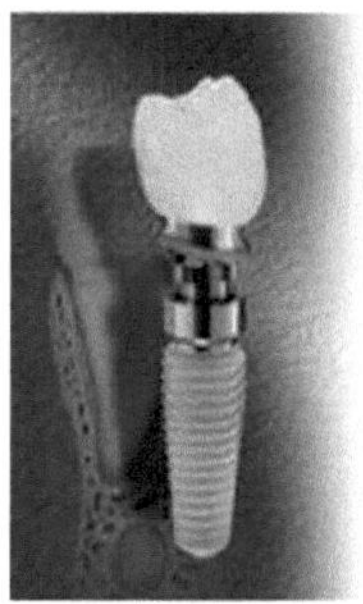

OSTEOINTEGRAÇÃO

A aparente ligação ou conexão direta do tecido ósseo a um material aloplástico inerte, sem intervenção de tecido conjuntivo.

IMPLANTE ENDOSTEAL

Um dispositivo colocado no osso alveolar e/ou basal da mandíbula ou maxila e que transecta apenas uma placa cortical.

IMPLANTE TRANSOSTEAL

Um implante dentário que penetra em ambas as placas corticais e atravessa toda a espessura de um osso alveolar. Também são designados por implante ósseo de grampo, implante de grampo mandibular, implante trans mandibular.

IMPLANTE DENTÁRIO SUBPERIOSTEAL

Uma estrutura metálica fundida que se adapta ao rebordo residual por baixo do periósteo e fornece suporte para uma prótese dentária através de postes ou outros mecanismos que sobressaem através da mucosa.

COMPLICAÇÃO

A complicação é definida como uma doença ou lesão que se desenvolve durante o tratamento de uma doença anterior.

FALHA DO IMPLANTE

Em termos gerais, um insucesso é definido como uma deficiência ou uma ineficácia, medida por uma norma jurídica ou por uma tentativa mal sucedida.

É definida como a incapacidade total do implante para cumprir o seu objetivo (função, estética ou fonética) devido a razões mecânicas ou biológicas.

IMPLANTES EM MAU ESTADO

Os implantes doentes são aqueles que apresentam uma perda óssea radiográfica sem sinais inflamatórios ou mobilidade. Estes implantes não apresentam qualquer indicação de fracasso, mas com a progressão da perda óssea, podem estar em maior risco de fracasso.

IMPLANTES FALHADOS

Os implantes falhados são caracterizados por uma perda óssea progressiva, sinais de inflamação e ausência de mobilidade. Estes implantes encontram-se normalmente num estado reversível (ou seja, a condição pode ser tratada). Por conseguinte, é necessário determinar e eliminar o(s) fator(es) etiológico(s) que causa(m) esta situação.

IMPLANTES FALHADOS

Os implantes falhados são aqueles que apresentam uma perda óssea progressiva com mobilidade clínica e que não estão a funcionar no sentido pretendido. Os implantes falhados estão normalmente encapsulados numa cápsula fibrosa. Radiograficamente, os implantes falhados são caracterizados por radiolucência difusa à sua volta, o que indica um encapsulamento de tecido mole)

IMPLANTES SOBREVIVENTES

Implante sobrevivente é um termo descrito por Albrektsson que se aplica a implantes que ainda estão a funcionar, mas que não foram testados em relação a critérios de sucesso. Considera-se que um implante deste tipo se encontra numa posição intermédia entre os implantes bem sucedidos e os implantes falhados até à avaliação adequada, que é necessária para determinar se é necessário tratá-lo.

PERI-IMPLANTITE

Termo utilizado para descrever a inflamação em torno de um implante dentário, normalmente o **CORPO DO IMPLANTE** do pilar do implante dentário

A parte do implante que fornece suporte para os pilares, através da adaptação ao interior ou através do osso.

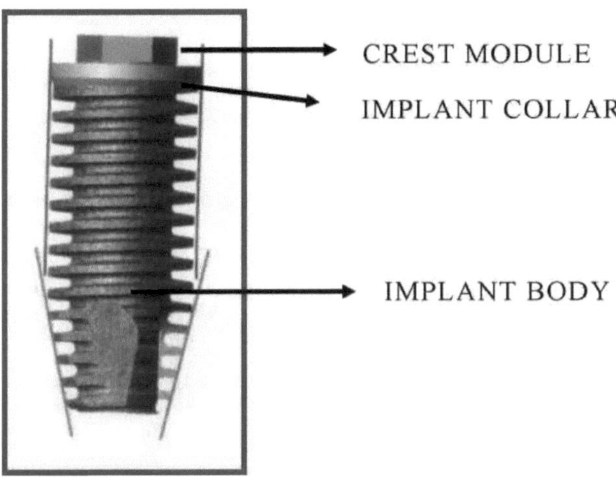

MÓDULO CREST

O módulo da crista de um implante é a parte concebida para reter o componente protético. Representa a zona de transição do desenho do corpo do implante para a região transóssea do implante na crista do rebordo.

COLAR DE IMPLANTE

Desenhos que incorporam um componente microscópico nos corpos dos implantes através de revestimentos com hidroxiapatite, no aspeto superior do módulo da crista. O colar permite que a remodelação funcional ocorra numa região mais consistente do implante. Sugere que a modelação da crista está limitada à região lisa do implante.

PARAFUSO DA TAMPA

O componente de um sistema de implante dentário endósseo utilizado para selar, normalmente numa base provisória, o corpo do implante dentário durante a fase de cicatrização após a colocação cirúrgica.

Aquando da inserção do corpo do implante ou da cirurgia da fase 1, é colocada uma cobertura da primeira fase na parte superior do implante para evitar que o osso, os tecidos moles ou os detritos invadam a área de ligação do pilar durante a cicatrização.

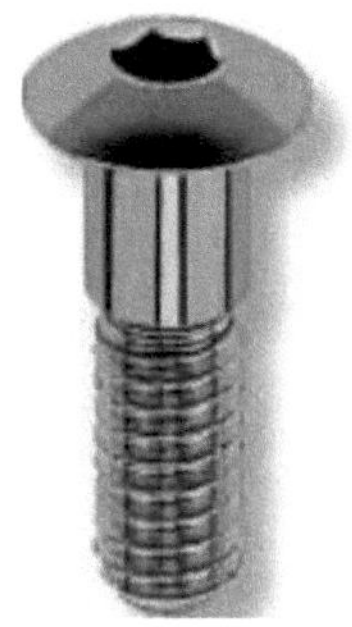

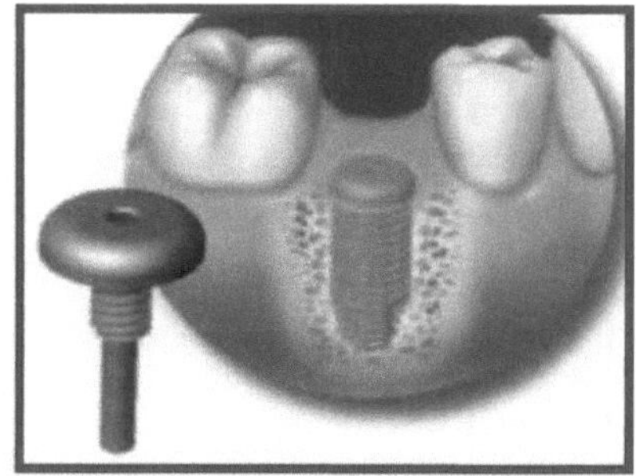

PARAFUSO DE CURA

O componente de um sistema de implante dentário endósseo utilizado para selar, normalmente numa base provisória, o corpo do implante dentário durante a fase de cicatrização após a colocação cirúrgica.

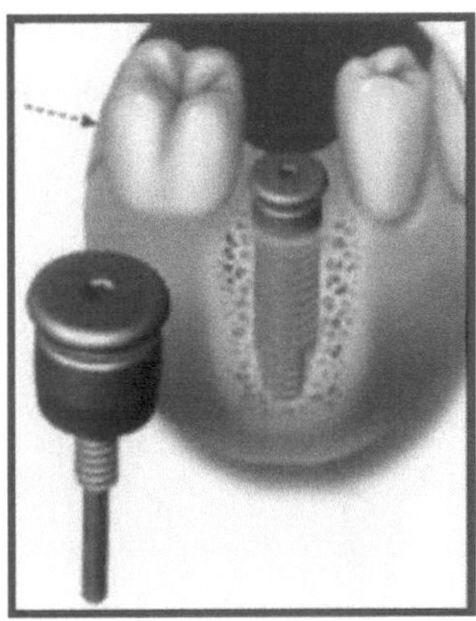

PILAR DE IMPLANTE

É a parte do implante que suporta e\ou retém uma prótese ou uma superestrutura de implante.

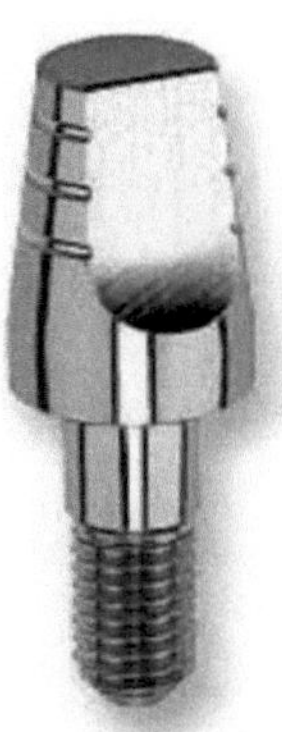

Estão disponíveis três categorias de pilares de implantes.

1. Parafuso retido
2. Cimento retido
3. O pilar para fixação utiliza um dispositivo de fixação para reter uma prótese amovível.

PARAFUSO DA TAMPA DE HIGIENE

Colocar sobre o pilar para evitar que detritos e cálculos invadam a parte interna do pilar durante o fabrico da prótese.

TRANSFERÊNCIA DE COPING

Uma cobertura ou tampa metálica, de resina acrílica ou outra, utilizada para posicionar um coto numa impressão.

A coifa de transferência é utilizada para posicionar um análogo numa impressão e é definida pela parte do implante que transfere para o molde principal, quer seja a coifa de transferência do corpo do implante ou a coifa de transferência do pilar.

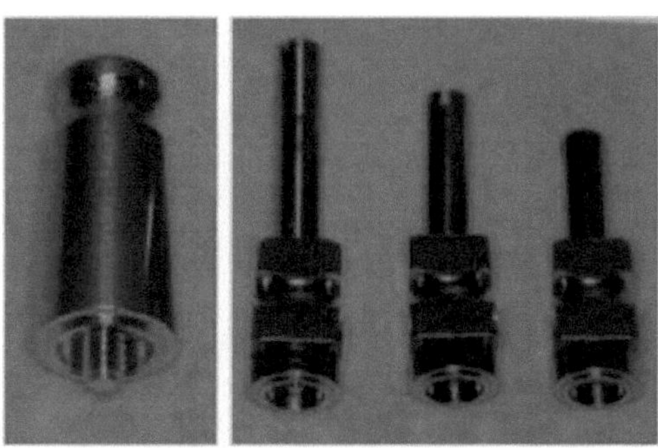

MPLANT ANALÓGICO

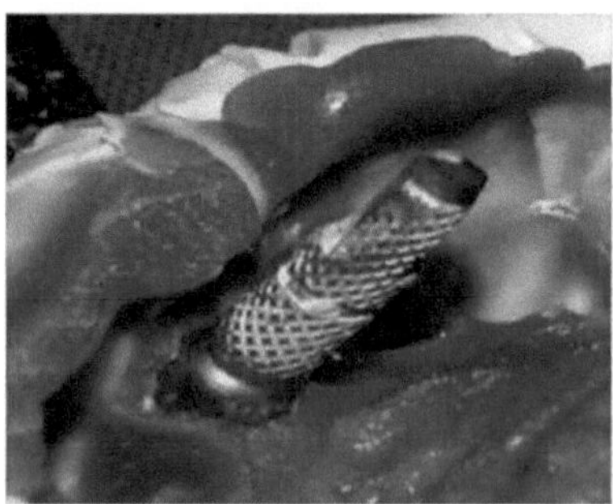

Utilizado no fabrico do molde principal para replicar a parte retentiva do corpo do implante ou do pilar. Após a obtenção do molde principal, o análogo correspondente é fixado à coifa de transferência e a montagem é efectuada na matriz

COIFA PROTÉTICA

Normalmente concebido para se adaptar ao pilar do implante para retenção do parafuso e servir de ligação entre o implante e a prótese.

CONSIDERAÇÕES DE CONCEPÇÃO

Os sistemas de implantes podem variar consoante o desenho do implante e o revestimento da superfície do pilar. As considerações relativas à conceção dos implantes dentários incluem

A. CONSIDERAÇÕES SOBRE O CORPO DO IMPLANTE
B. CONSIDERAÇÕES SOBRE O MÓDULO CREST
C. CONSIDERAÇÕES SOBRE A CONCEPÇÃO APICAL
D. REVESTIMENTO DE SUPERFÍCIE
E. CONSIDERAÇÕES SOBRE O PILAR

A conceção macroscópica do corpo pode ser cilíndrica, roscada, plaqueada, perfurada, sólida, oca e ventilada. A sua superfície pode ser lisa, revestida, não revestida ou texturada. Estão disponíveis em formas submergíveis ou não submergíveis.

A. CONSIDERAÇÕES SOBRE O CORPO DO IMPLANTE

Existem três modelos básicos principais do implante.

1. **Cilindro** - esta forma de implantes depende do revestimento para proporcionar uma retenção microscópica e/ou ligação ao osso e são normalmente empurrados ou introduzidos no osso.

2. **Parafuso** - Esta forma de implantes é enfiada num local ósseo e tem elementos de retenção microscópicos para fixação óssea inicial.

Estão disponíveis três geometrias básicas de rosca de parafuso:-

A) Rosca em V.

B) Rosca de contraforte.

C) Desenho de rosca quadrada.

3. Estão disponíveis **combinações de formas de raiz**: cilindro e parafuso - esta forma de raiz pode também beneficiar de uma retenção microscópica no osso através da adição de revestimentos. Diferentes diâmetros de implante, mais pequenos ou maiores, para utilização em situações anatómicas limitadas ou complicações cirúrgicas. A área funcional do implante roscado é superior à do implante cilíndrico num mínimo de 30% e pode exceder 500%, dependendo da geometria da rosca. O sistema de design de implante cilíndrico oferece a vantagem de facilitar a colocação, mesmo em locais de difícil acesso.

Os implantes cilíndricos são essencialmente implantes de face lisa e em forma de bala que requerem um revestimento bioativo ou uma área de superfície aumentada para retenção no osso. Os implantes cónicos de faces lisas permitem que um componente de cargas compressivas seja fornecido à interface entre o osso e o implante. Quanto maior for o cone, maiores serão as cargas de compressão na interface do implante. Mas, infelizmente, a conicidade não pode ser superior a 30 graus

Largura do implante

Ao longo das últimas cinco décadas da história dos implantes endósteos, a largura dos implantes foi aumentando gradualmente. O sistema de implantes Branemark apresentou pela primeira vez implantes de 3,75 mm. Os implantes dentários reflectem o princípio científico de que um aumento da largura do implante aumenta adequadamente a área sobre a qual as forças oclusais são dissipadas. Uma vez que a maioria dos dentes tem 6-12 mm de largura, o desejo clínico é ter implantes de tamanho semelhante. Os implantes de titânio são 5-10 vezes maiores do que um dente natural.

Geometria da rosca

A área de superfície funcional por unidade de comprimento do implante pode ser modificada através da variação de três parâmetros da geometria da rosca.

Passo de linha.

Forma do fio.

Profundidade da linha

Passo de rosca

Definido como a distância medida paralelamente ao seu eixo entre as formas de rosca adjacentes ou o número de roscas por unidade de comprimento no mesmo plano axial. Quanto mais pequeno for o passo, maior será o número de roscas no corpo do implante para um determinado comprimento unitário. Por conseguinte, se a magnitude da força for aumentada ou a densidade óssea diminuir, o passo da rosca pode ser diminuído para aumentar a área funcional.

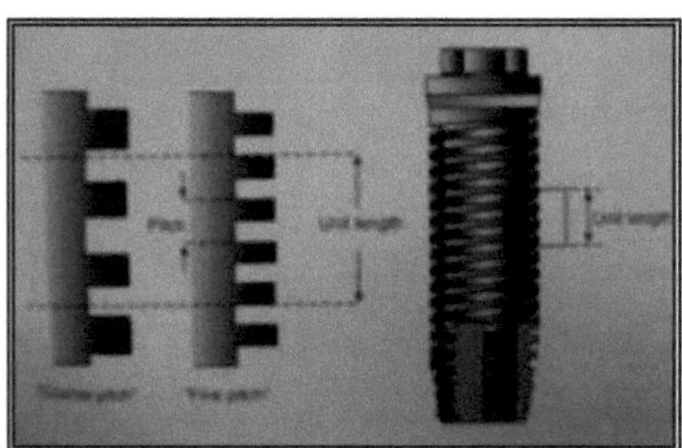

A facilidade cirúrgica de colocação pode também estar relacionada com o número de roscas. Quanto menor for o número de roscas, mais fácil será a colocação da cinta óssea ou a inserção do implante.

Forma da linha

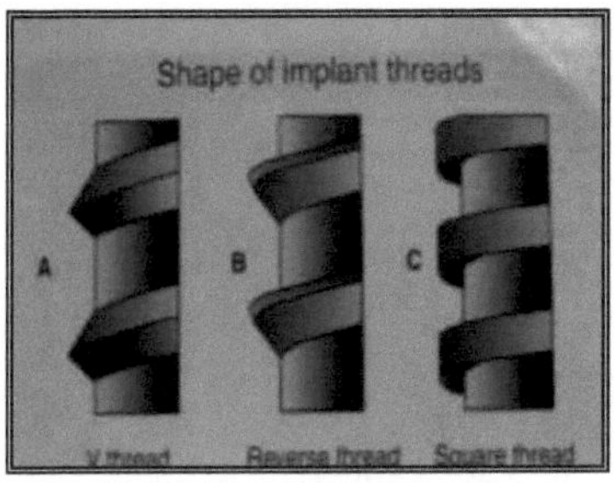

A forma da rosca é outra caraterística muito importante da geometria geral da rosca. As formas das roscas nos implantes dentários são quadradas, em V e em contraforte. Na engenharia convencional, o design da rosca em V é designado por "fixação". A forma de rosca de contraforte é optimizada para as cargas de arrancamento. As roscas em forma de quadrado ou em forma de potência proporcionam uma área de superfície optimizada para a transmissão de cargas intrusivas e compressivas. A força de cisalhamento numa face de rosca em forma de V é aproximadamente 10 vezes maior do que a força de cisalhamento numa rosca em forma de contraforte.

Profundidade da rosca

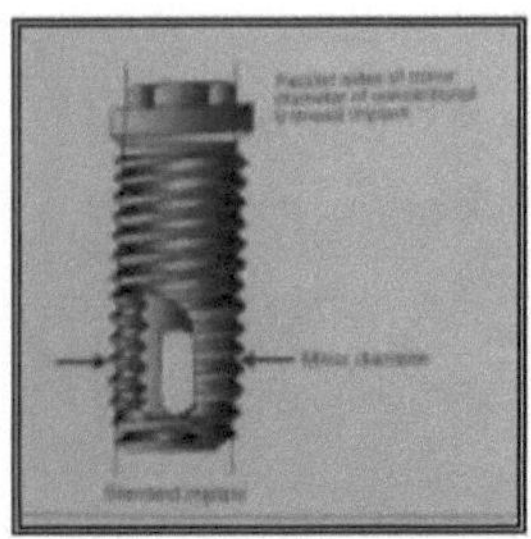

A profundidade da rosca refere-se à distância entre o diâmetro maior e o diâmetro menor da rosca. Os implantes convencionais proporcionam uma profundidade de rosca uniforme ao longo do comprimento do implante. Nalguns sistemas, a profundidade da rosca pode variar ao longo do comprimento do implante para proporcionar uma maior área funcional. Em especial, um cone invertido no diâmetro menor de um implante pode produzir uma maior profundidade de rosca na parte superior do corpo do implante relativamente ao ápice. Esta caraterística de desenho não convencional resulta num aumento dramático da área funcional na crista do osso, onde as tensões são maiores.

Comprimento do implante

À medida que o comprimento do implante aumenta, aumenta a área de superfície. Por isso, é um axioma comum colocar um implante o mais comprido possível, de preferência no osso cortical oposto. Foi sugerido que os implantes mais compridos proporcionam uma maior estabilidade em condições de carga lateral. O sobreaquecimento do osso é a principal complicação na colocação de implantes mais longos. A tentativa de encaixar a placa cortical oposta resulta no sobreaquecimento do osso e na falha do implante.

B. CONSIDERAÇÕES SOBRE O MÓDULO CREST

O módulo da crista do corpo do implante é a região transosteal do corpo do implante e caracteriza-se por ser uma região de tensões mecânicas altamente concentradas. O módulo da crista de um implante deve ser ligeiramente maior do que o diâmetro da rosca exterior. O módulo da crista assenta sobre o implante, proporcionando proteção contra a entrada de bactérias ou de tecido fibroso. A vedação criada pelo módulo de crista maior também proporciona uma maior estabilidade inicial. O maior diâmetro da crista também aumenta a área de superfície, o que contribui para a diminuição da tensão na região da crista em comparação com o módulo da crista de menor diâmetro. Um colar polido de altura mínima deve ser desenhado na porção superior do módulo da crista, logo abaixo do componente protético.

C. CONSIDERAÇÕES SOBRE A CONCEPÇÃO APICAL

Os implantes em forma de raiz são circulares na secção transversal. Isto permite que uma broca redonda prepare um orifício redondo, encaixando com precisão o corpo do implante. As secções transversais redondas não resistem a forças de torção quando os parafusos do pilar são apertados ou quando um implante unitário de pé livre recebe uma força de rotação. É incorporada uma caraterística anti-rotacional, normalmente na região apical do corpo do implante. As caraterísticas anti-rotacionais, como um conjunto ou uma abertura, são as mais comuns. Teoricamente, o osso pode crescer através do orifício apical e resistir às cargas de torção aplicadas ao implante. A região do orifício apical também pode aumentar a área de superfície disponível para transmitir cargas de compressão no osso. Outra caraterística anti-rotacional do corpo de um implante pode ser a existência de lados planos ou ranhuras ao longo do corpo ou na região apical. A extremidade apical de cada implante deve ser plana e não pontiaguda.

D. REVESTIMENTOS DE SUPERFÍCIE

O implante pode ser revestido com um revestimento poroso. Dois materiais são mais frequentemente utilizados para este efeito.

1. Pulverização de plasma de titânio.
2. Revestimento de hidroxiapatite.

Foi referido que a superfície de pulverização de plasma de titânio aumenta a área de superfície da interface entre o osso e o implante. Estimula a osteogénese. A área de superfície foi registada como sendo de 600% com TPS. A superfície porosa no intervalo de 150-400 microns também aumenta a resistência à tração da interface osso-implante, resiste às forças de cisalhamento e melhora a fixação inicial do implante.

Revestimentos de hidroxiapatite

Os revestimentos de HA têm uma rugosidade semelhante e podem também melhorar a área de superfície funcional. Um osso direto com revestimento de HA, e a resistência da interface HA/osso é superior à da interface titânio/osso. O espaço entre o implante e o osso pode afetar a percentagem de contacto com o osso após a cicatrização. A cicatrização deste espaço é melhorada pelo revestimento de HA.

As vantagens dos revestimentos TPS ou HA

Aumento da área de superfície.
Maior rugosidade para estabilidade inicial.
Interface osso-implante mais forte.

Interface óssea de cicatrização mais rápida.
Aumento da cicatrização da lacuna entre o osso e o AH.
Interface mais forte do que o TPS Menor corrosão do metal.

Desvantagens dos revestimentos

Descamação, fissuração ou descamação aquando da inserção.
Aumento da retenção de placa bacteriana quando acima do osso. Aumento de bactérias e nidus de infeção.

E. CONSIDERAÇÕES SOBRE O PILAR

Cone do pilar

A retenção do cone diminui rapidamente com o aumento do cone. O grau de conicidade é a soma dos dois lados da preparação. A conicidade ideal foi originalmente recomendada para estar dentro de 2-5 graus de paralelismo do trajeto de inserção, o que também colocava concentrações mínimas de tensão nos pilares preparados. O pilar de implante fabricado para cimento apresenta frequentemente uma conicidade total de 25 graus.

Área de superfície do pilar

A área de superfície de uma coroa ou pilar de implante influencia a quantidade de retenção. Verifica-se um aumento linear da retenção à medida que o diâmetro aumenta, para preparações com altura idêntica. Por conseguinte, a área de superfície reduzida resulta numa retenção mais fraca do que a da maioria dos pilares naturais. Além disso, os cimentos não aderem bem ao titânio como aderem à dentina preparada. Assim, devem ser incorporadas caraterísticas de retenção adicionais.

Altura do pilar

Uma preparação alta oferece maior retenção do que um pilar curto. A altura adicional não só aumenta a área de superfície como também coloca mais paredes axiais sob tensão de tração em vez de tensão de cisalhamento. A altura da preparação também influencia a quantidade de resistência. Os pilares de implantes fabricados têm frequentemente 5,7 ou 9 mm de altura. Alguns fabricantes fornecem pilares com 5 mm de altura para poupar tempo de preparação ao dentista. As próteses anteriores podem frequentemente exigir pilares de implante mais compridos para resistir ao arco de remoção ou à força lateral nas regiões anteriores da boca.

Rugosidade da superfície do pilar

A rugosidade da superfície aumenta a retenção de uma restauração ao criar micro irregularidades retentivas nas quais o agente de cimentação se projecta. A retenção da rugosidade da superfície depende do tipo de brocas para a preparação, juntamente com o tipo e espessura do agente de cimentação. Um diamante grosso é então utilizado sobre a superfície do pilar do implante para aumentar a quantidade e a profundidade dos riscos microscópicos.

PERSPECTIVA HISTÓRICA

ATÉ AD 1000 - A ERA ANTIGA

O mais antigo exemplar de implante registado data de 600 d.C., da civilização Maia na América do Sul. A história dos implantes e dos transplantes dentários também pode ser traçada em

África (egípcios), para os americanos (maias, astecas e incas) e para o Médio Oriente. Em 1862, Gaillardot escavou um túmulo perto da antiga cidade de Sidon. Aí descobriu um aparelho protésico datado de 400 a.C., constituído por quatro dentes naturais que seguravam entre si dois dentes de marfim esculpidos

1000-1799 - O PERÍODO MEDIEVAL

Esta época foi dominada pela transplantação de dentes. Abul Kasim, um cirurgião árabe, descreveu os procedimentos de transplante. Apoiado por personalidades como Pierre Fauchard e John Hunter. O receio de transmissão de doenças levou à sua impopularidade.

1800-1910 - O PERÍODO DE FUNDAÇÃO

Início da implantologia oral endóssea.

Malligo - em 1809, inseriu um implante de ouro num local recém-extraído.

1888- utilização de chumbo por berry.

1889- implantação de uma cápsula metálica pela Edmunds.

Em 1890, Zamenski relatou a implantação de dentes feitos de porcelana, guta-percha e borracha.

1898-R.E.payne coloca uma cápsula de prata no alvéolo dentário.

Edmunds, da cidade de Nova Iorque, comunicou em 12 de março de 1889, ao primeiro distrito da sociedade dentária dessa cidade, a implantação de uma cápsula metálica no espaço ocupado pelo primeiro pré-molar superior direito.

1910-1930- A ERA PRÉ-MODERNA

R.E.Payne e E.J Greenfield, dominaram esta época extraindo a raiz, alargando o alvéolo com uma trefina, e a montagem experimental da cápsula. colocaram ranhuras em ambos os lados do alvéolo, encheram dois terços do alvéolo com borracha, colocaram uma coroa com uma raiz de porcelana na cápsula, e fixaram-na com guta-percha.

Primeiro a documentar um procedimento de implantação na literatura científica, considerou a implantologia dentária como o "elo em falta", salientou a importância de um procedimento estéril e discutiu o conceito de "osteointegração". Greenfield fabricou uma raiz artificial com fio de iridoplatina de calibre 20 soldado com ouro de 24 quilates.

Em 1903, Scholl, de Leading, na Pensilvânia, implantou um dente de porcelana com uma raiz de porcelana ondulada.

1925-Tomkins - dentes de porcelana implantados. Os implantes Bioceram são compostos por óxido de alumínio alfa monocristalino ou óxido de alumínio policristalino. A Kyocera Corporation, uma empresa japonesa, fabrica implantes Bioceram.

São constituídos inteiramente por material de óxido de alumínio monocristalino e são designados por tipo S&E.

1936- Brill introduziu pinos de borracha num encaixe artificial preparado.

1937- Adams, desenvolveu um implante cilíndrico submerso com a forma de um parafuso. O implante tinha um fundo arredondado, um colar gengival liso e uma tampa de cicatrização

1935-1978 - O ALVORECER DA ERA MODERNA

1937 Venable desenvolveu a liga fundida de cobalto-crómio-molibdénio, atualmente conhecida por vitallium

IMPLANTES SUBPERIOSTEAIS:

O desenvolvimento começou com o relatório de Dahl de 1941 e a sua patente subsequente. Atribui-se a Isaiah lew o desenvolvimento de impressões ósseas diretas e do procedimento subperiosteal em duas fases.

Implantes subperiosteais unilaterais de Weinberg - Em 1955, Leonard Linkow desenvolveu um implante subperiosteal unilateral com dedos linguais.

1947- Formiggini desenvolveu o implante em espiral de fio de hélice simples, em aço inoxidável ou tântalo.

Nos anos 50, Salagray e Sol desenvolveram um implante subperiosteal simples com uma barra horizontal arejada.

Na década de 1950, Lee introduziu a utilização de um implante endósseo com um pilar central e extensões circunferenciais.

1959 Lew descreveu o progresso e a evolução dos implantes subperiosteais e modificou ainda mais a estrutura para incorporar o máximo de resistência e o mínimo de volume.

Nos anos 60, Scialom descreveu a utilização de um arranjo de pinos endósseos tripoidais. Estes são constituídos por um pino tripoidal de tântalo em que três pinos intersectados foram unidos por acrílico e moldados para suportar uma coroa. Ocorreu um encapsulamento fibroso rígido dos pinos. No entanto, a sobrevivência e a manutenção da trifurcação foram limitadas.

Nos anos 60, Chercheve concebeu um implante helicoidal feito de co-cr.

Nos anos 60, a Linkow introduziu o implante de ventilação em lâmina.

Na década de 1960, Sandhuas desenvolveu um parafuso ósseo cristalino constituído principalmente por óxido de alumínio.

No final da década de 1960, Roberts desenvolveu um implante endósseo de lâmina do ramo.

Foi um período de tentativa e erro dominado pelo trabalho de linkow . A lâmina linkow ou ventilação da lâmina linkow foi introduzida em 1967 - um implante que dominou a década de 1960,

1968 Weber apresentou um implante subperiosteal universal.

No início da década de 1970, Grenoble introduziu os implantes de carbono vítreo, inicialmente colocados nos caninos. Com base em estudos de biocompatibilidade e eficácia, iniciaram-se estudos clínicos em humanos sobre a utilização deste implante no final da década de 1970.

1974 - A Metang introduziu o conceito de barra mesiodistal.

1978- Cranin desenvolveu uma barra contínua de brook dale.

No final da década de 1970, James recomendou a utilização de uma superfície vestibular de ambos os ramos para suporte da estrutura subperiosteal.

IMPLANTES ENDOSTEAIS:

Strock desenvolveu implantes dentários verdadeiramente endósteos na década de 1940 e foi o primeiro a apresentar a evidência histológica da osteointegração. Formiggini, em 1947, desenvolveu o implante em espiral de fio de hélice simples. Zepponi, desenvolveu um implante espiral fundido

1978 ATÉ À ACTUALIDADE - IMPLANTOLOGIA ORAL CONTEMPORÂNEA

Este período teve início com a conferência de 1978 realizada em Harvard. Os resultados de cerca de 30 anos de investigação experimental na Suécia foram finalmente submetidos a uma avaliação pelos pares em 1981. Este implante foi inicialmente conhecido como Biotes e depois como implante Nobelpharma.

No início dos anos 80, a Tatum introduziu os implantes omni R. Trata-se de um implante de forma de raiz em liga de titânio.

Na década de 1980, Driskell introduziu o implante endósseo em forma de raiz Stryker, feito de liga de titânio e revestimento de hidroxiapatite.

Na década de 1980, foram introduzidos implantes cilíndricos revestidos a titânio e hidroxiapatite por pulverização de plasma.

1985 Implante ITI introduzido pela Straumann.

REVISÃO DA LITERATURA

- **D. VAN STEENBERGHE (1989)** efectuou uma avaliação multicêntrica retrospetiva da taxa de sobrevivência de fixações osteointegradas que suportam próteses parciais fixas no tratamento do edentulismo parcial. A maioria das falhas ocorreu antes da reabilitação protética. A média máxima entre a margem do osso e a junção do pilar do fixador foi de 2,5 mm. Uma vez que apenas duas das 53 próteses fixas foram perdidas durante o período de observação e que a maioria das perdas de fixações ocorreu antes da fase protética do tratamento, este estudo apoia o conceito de que as próteses osseointegradas também podem ser aplicadas na reabilitação do edentulismo parcial.[3]

- **IP VAN ROSSEN ET AL (1990)**, na sua análise de elementos finitos, calcularam a distribuição de tensões no osso à volta de implantes com e sem elementos de absorção de tensões. Concluiu-se que a variação do módulo E do elemento de absorção de tensões não teve qualquer efeito sobre as tensões no osso. No caso de implantes ligados a dentes naturais, concluiu-se que se obtinha uma tensão mais uniforme à volta do implante com módulos E baixos do elemento de absorção de tensões. [5]

- **W. BECKER ET AL (1990)** os implantes falhados mostraram evidência de mobilidade aumentada e uma elevada incidência de radiolucências peri-implantares nas radiografias. A profundidade de sondagem era superior a 6 mm em 58% dos locais medidos. Foram detectados níveis moderados de Actinobacillus actinomycetemcomitans, Bacteroides intermedius e Bacteroides gingivalis com análise de sonda de ADN.[10]

- **FRIBERG ET AL (1991), no** seu estudo, incluiu 4.641 implantes dentários Branemark, que foram seguidos retrospetivamente desde a fase 1 da cirurgia até à conclusão das restaurações protéticas. Os implantes foram colocados durante um período de 3 anos em pacientes com edentulismo completo e parcial. A idade média dos pacientes era de 57,5 anos (variando entre 13 e 88 anos) aquando da colocação do implante. O estudo revelou que apenas 69 (1,5%) fixações falharam a integração, e a maioria das perdas foi observada em maxilares completamente edêntulos, nos quais o osso maxilar apresentava uma qualidade macia e uma reabsorção grave, e a preponderância de falhas também foi observada entre as fixações mais curtas (7 mm).[11]

- **TULASNE, J F ET AL (1991)** a falha de osseointegração e os acidentes mecânicos são as complicações mais comuns dos implantes dentários. O prognóstico funcional é preservado em qualquer caso. A maioria destas complicações pode ser evitada através de uma seleção cuidadosa do paciente, de uma fase cirúrgica rigorosa e de procedimentos de restauração realizados por profissionais competentes '[8]

- **STEFLIK ET AL (1991)** De acordo com o seu estudo, com o aumento da utilização de sistemas de implantes dentários, observou-se também um aumento do número de implantes removidos dos pacientes. Esta investigação tentou elucidar alguns determinantes causais subjacentes ao insucesso dos implantes, recorrendo a análises de microscopia ótica. O sucesso dos implantes depende da seleção adequada do paciente e do planeamento do tratamento, de procedimentos cirúrgicos cuidadosos, de uma gestão protética cuidadosa e da manutenção contínua da higiene oral. 12

- **KARR ET AL. (1992)** De acordo com Um paciente, que tinha sido submetido a quimioterapia para tratamento de carcinoma do pâncreas cinco anos antes da instalação do implante, perdeu dois implantes. Sabe-se que podem ocorrer complicações orais graves durante a quimioterapia (), mas não há registo de qualquer influência negativa no processo de osteointegração ou na sobrevivência dos implantes (McDonald et al. 1998). Num estudo multicêntrico, foi avaliado o efeito da quimioterapia em pacientes que tinham sido submetidos a maxilectomias. Não se verificou um efeito claro da quimioterapia na sobrevivência dos implantes (Ihara et al. 1998). No presente estudo, a influência da quimioterapia parece ser um possível fator que leva à não integração, embora o único doente observado no presente estudo não permita qualquer conclusão.[13]

- Os factores endógenos locais, que foram previamente identificados, são a qualidade do osso maxilar (Lekholm & Zarb 1985), e o tabagismo (Bain & Moy 1993; Bain 1996). Vários estudos documentam a influência da qualidade do osso no sucesso dos implantes (Engquist et al. 1988; Friberg et al. 1991). A qualidade do osso foi classificada em quatro categorias (Lekholm & Zarb 1985), dependendo do grau de corticalização. Elevadas percentagens de falhas de implantes ocorrem principalmente em osso do tipo quatro (pouco osso cortical combinado com osso esponjoso menos mineralizado e espaços trabeculares maiores) (Friberg et al. 1991; Jaffin & Berman 1991). De facto, este tipo de osso, devido às suas caraterísticas biomecânicas, muitas vezes não fornece ao implante a estabilidade primária adequada que é indispensável para uma boa formação de contacto osso-implante (Ivanoff et al. 1996). Este facto foi confirmado no presente estudo. O género e a idade dos pacientes não tiveram influência na ocorrência de falhas precoces.

- **TONETTI & SCHMID (1994)** Os factores endógenos gerais estão relacionados com a saúde ou os hábitos do paciente. A importância destes factores foi confirmada pelo fenómeno de agrupamento de falhas de implantes observado em várias investigações clínicas (para revisão, ver Esposito et al. 1998a,b; Tonetti 1998; e El Askary et al. 1999a,b). Os resultados relatados no presente estudo apoiam esta hipótese.[32]
- **JAMES C TAYLOR ET AL (1996)** apresentaram um relatório clínico que ilustrava a degradação da superfície in vivo de um implante dentário revestido a HA, semelhante à relatada na literatura. Os conflitos actuais na literatura clínica e de biomateriais sugerem que é necessário acumular dados a longo prazo para validar a utilização contínua de implantes revestidos com HA.[13]

- **M E GEERTMAN ET AL (1996)** avaliaram o efeito das sobredentaduras em diferentes sistemas de implantes em pacientes com mandíbulas severamente reabsorvidas e compararam-nos um ano após a colocação das novas próteses. De acordo com o método Delphi, foi construída uma escala de desempenho clínico dos implantes com base em todas as complicações possíveis dos diferentes sistemas de implantes. Durante o período de cicatrização, um implante imz e um BRA foram perdidos e um implante TMi foi removido após carga funcional. Os resultados dos parâmetros periimplantares e radiográficos e a escala CIP não revelaram diferenças significativas entre os três sistemas de implantes.[18]

- **CYNTHIA P THIEL ET AL (1996)** apresentaram um relatório clínico de uma síndrome combinada associada a uma sobredentadura endóssea mandibular retida por implantes que se opunha a uma prótese completa maxilar não suportada por implantes. O aumento da geração de força permitido pelo implante osseointegrado, juntamente com o contacto funcional anterior, estimula a reabsorção do rebordo maxilar anterior. A reabsorção crónica do rebordo pode levar a todos os sintomas da síndroma combinada. A manutenção da estabilidade oclusal ântero-posterior, particularmente em movimentos protrusivos, é especialmente importante.[33]

- **WACTAWSKI-WENDE ET AL. (1996)** A osteoporose é uma doença que influencia o osso, tornando-o suscetível a fracturas. A doença pode ter influência na perda de inserção periodontal. Embora nenhum estudo prove uma associação entre o insucesso dos implantes e o estado de osteoporose, esta tem sido sugerida como um fator de risco para o insucesso dos implantes (Becker et al. 2000). No presente estudo, não foi encontrada qualquer ligação entre a osteoporose e as falhas precoces dos implantes. Este facto é confirmado por outros estudos (Bryant & Zarb 1998).[21]

- **BAIN (1996)** referiu que o efeito negativo do tabaco na osteointegração. A ação vasoconstritora da nicotina, o aumento da agregação plaquetária e da adesividade, o aumento dos níveis de fibrinogénio, hemoglobina e viscosidade do sangue, os níveis excessivos de carboxihemoglobina no sangue, a função prejudicada dos leucócitos neutrófilos polimorfonucleares (PMN), são todos mecanismos possíveis que conduzem a uma cicatrização prejudicada da ferida. Supõe-se que a diminuição da função dos PMN diminua também a resistência às infecções.[64]

- **ROY L BODINE ET AL (1996)** afirmaram que a prótese de implante subperiosteal suportada e retida na mandíbula serviu satisfatoriamente muitos pacientes que não podiam utilizar com sucesso as próteses completas. Os resultados da revisão sugerem que se continue a considerar a modalidade de prótese de implante subperiosteal para pacientes selecionados, particularmente aqueles com rebordos mandibulares severamente reabsorvidos.[14]

- **WEISSCHER ET AL. (1996)**, nem o tipo de implante (auto-roscante ou não), nem o seu comprimento ou diâmetro podem estar relacionados com o insucesso precoce. Os factores locais que prejudicam a cicatrização de feridas, como a irradiação, danificam os vasos sanguíneos (Arshad et al. 1997). A oxigenoterapia hiperbárica pode restaurar a cicatrização do tecido irradiado. A irradiação constitui apenas uma contraindicação relativa para a colocação de implantes endósseos (Keller 1997). Na presente amostra, dois pacientes com história de irradiação da região oral na vizinhança imediata da área cirúrgica perderam um implante. Não tinham recebido oxigenoterapia hiperbárica[24]

- **REGINA MERICSKE - STERN (1998)** avaliou o resultado do tratamento com overdentures suportadas por implantes e concluiu que a elevada taxa de sucesso, utilidade e fiabilidade das overdentures mandibulares. É necessário que as sobredentaduras maxilares também se tornem uma opção de tratamento bem estabelecida e fiável para os pacientes edêntulos.[26]

- **MOHAMED MOATAZ KHAMIS ET AL IN (1998)** comparou a eficiência mastigatória de três formas oclusais. 0 graus, 30 graus e oclusão lingualizada em indivíduos com próteses sobre implantes mandibulares e determinou os seus efeitos nos tecidos de suporte dos implantes. Os testes de eficiência mastigatória e a classificação da preferência do paciente mostraram que os dentes de 30 graus e o contacto lingual proporcionaram uma melhor eficiência mastigatória do que os dentes de 0 graus. Nenhuma das formas oclusais testadas mostrou qualquer efeito clínico ou radiográfico negativo nos tecidos de suporte dos implantes.[16]

- **JONES ET AL. (1999).** A influência dos problemas de saúde gerais no processo de osseointegração está pouco documentada. Num estudo recente, os factores sistémicos parecem aumentar a taxa de insucesso de outro tipo de implante de titânio com superfície pulverizada por plasma. A diabetes tipo I conduz a patologias microvasculares que se sabe afectarem a cicatrização fisiológica de feridas, mas nenhum estudo refere taxas de insucesso mais elevadas para implantes em doentes com diabetes. Se a diabetes for controlada farmacologicamente, não é considerada uma contraindicação relativa para a colocação de implantes.[14]

- **LISA A LANG ET AL (1999)** examinaram a força de aperto transmitida ao implante com e sem a utilização de um dispositivo de contra-torque durante o aperto do parafuso do pilar. Registaram-se diferenças significativas nas forças de aperto transmitidas ao implante com e sem a utilização do dispositivo de contra-torque durante o aperto dos parafusos do pilar. Uma média de 91% do binário de aperto de pré-carga recomendado foi transmitida à interface implante-osso na ausência do dispositivo de contra-torque. Em todos os sistemas de pilares, menos de 10% do binário de aperto de pré-carga foi transmitido ao implante quando foi utilizado o dispositivo de contra-torque.[17]

- **DEEM, LISA P.TA ET AL** efectuou um estudo sobre a falha sequencial de implantes submersos osseointegrados e concluiu que os implantes osseointegrados, cobertos e não restaurados estão sujeitos a falhas. Esta pode ser causada por infeção, trauma direto ou indireto, factores endógenos ou uma combinação destes. Por conseguinte, os dentistas devem monitorizar o estado dos implantes integrados submersos e evitar traumatismos ou infecções de qualquer origem enquanto os implantes estão a ser integrados.

- **TOLGA F ET AL** apresentou um relatório clínico sobre o diagnóstico e o tratamento de uma grande lesão periapical de implante associada a um dente natural adjacente e sugeriu que uma possível causa de fracasso do implante dentário é a lesão periapical do implante (LIP) e concluiu que um dente natural necrótico com uma inflamação periapical pode ter um papel significativo na infeção do implante dentário vizinho através de uma via apical, pelo que um diagnóstico pormenorizado, um plano de tratamento sistemático e procedimentos de tratamento adequados minimizariam a ocorrência de lesões periapicais de implantes dentários.[26]

- O estudo de **SNAUWAERT K ET AL (2000)** trata de 4971 implantes (sistema Brânemark) instalados em 1315 pacientes, total ou parcialmente edêntulos, e seguidos desde a instalação do implante até ao último controlo. Registaram-se falhas precoces dos implantes em 12,5% dos pacientes comprometidos e em 3,4% dos restantes. As falhas tardias dos implantes ocorreram em 7,4 e 2% dos dois grupos de pacientes, respetivamente. Enquanto o género não afectou a taxa de insucesso, os comprimentos dos implantes, correspondentes à altura óssea disponível, afectaram, uma vez que uma taxa de insucesso de 21,5% para os implantes de 7 mm contrasta com 4,1 e 3,8% para os implantes de 13 e 15 mm, respetivamente. As falhas ocorrem antes, no ou durante o primeiro ano após a conexão do pilar e em implantes muito curtos. O osso marginal como um todo é muito estável ao longo dos anos.[28]

- Foi realizado um estudo para identificar o papel desses factores na falha precoce dos implantes num grande grupo de pacientes consecutivos e concluiu-se que factores como a má qualidade óssea, o tabagismo excessivo, a radioterapia, a quimioterapia e a claustrofobia tinham uma incidência significativamente mais elevada no grupo de pacientes com falhas de implantes do que no grupo sem falhas tratado com sucesso. As observações acima mencionadas indicam que os factores gerais/locais, como o tabagismo intenso, a claustrofobia, a fraca mineralização óssea, a radioterapia e o volume ósseo limitado, afectam o resultado precoce dos implantes.

- **ORENSTEIN IH ET AL** foi efectuado um estudo para examinar a frequência da osseointegração e a sobrevivência pós-colocação de implantes móveis aquando da colocação. Os resultados foram avaliados desde a colocação até aos 36 meses e desde a carga protética até aos 36 meses e concluíram que o revestimento com HA melhorou significativamente o desempenho dos implantes móveis e imóveis aquando da colocação até 3 anos após a colocação ($P < 0,001$). 9[2]

- **LAMBERT PM ET AL (2000) realizaram** um estudo para comparar os resultados clínicos de implantes dentários osseointegrados colocados em fumadores e não fumadores num estudo clínico longitudinal de implantes dentários endósseos e concluíram que o aumento das falhas de implantes em fumadores não resulta de uma cicatrização ou osseointegração deficientes, mas da exposição dos tecidos peri-implantares ao fumo do tabaco e sugeriram que os efeitos prejudiciais podem ser reduzidos através da cessação do tabagismo, da utilização de antibióticos pré-operatórios e da utilização de implantes revestidos a HA. [97]

- **F. BUTZ ET AL** realizaram um estudo para comparar os resultados dos pilares de ZrO2 reforçado com titânio e de Al2O3 puro após simulação de mastigação e carga estática e concluíram que os pilares de zircónia reforçada com titânio têm um desempenho semelhante ao dos pilares de titânio, pelo que podem ser recomendados como uma alternativa estética para a restauração de implantes unitários na região anterior. Os pilares totalmente em cerâmica feitos de alumina apresentam propriedades menos favoráveis. A utilização de parafusos revestidos a ouro pode prevenir eficazmente o afrouxamento dos parafusos .[19]

- **MORRIS HF ET AL (2000)** Segundo estes autores, foi efectuado um estudo de comparação da sobrevivência e da estabilidade de seis concepções de implantes, desde a colocação até 36 meses, tendo-se concluído que os implantes revestidos com HA apresentavam a taxa de sobrevivência mais elevada, que a abordagem de análise pós-carregamento inflacionava a sobrevivência, que os implantes sem HA apresentavam uma estabilidade acrescida após o carregamento, que os implantes revestidos com HA apresentavam uma ligeira diminuição ou nenhuma alteração na estabilidade e que o significado clínico das alterações na estabilidade dos implantes deve ser determinado a longo prazo.[24]

- O estudo de **REINHILDE JACOBS ET AL** teve como objetivo avaliar a influência de factores endógenos e locais na ocorrência de falhas de implantes até à fase de pilar e concluiu que os factores gerais/locais, como o tabagismo excessivo, a claustrofobia, a fraca mineralização óssea, a radioterapia e o volume ósseo limitado, afectam o resultado precoce dos implantes.

- **LAUC ET AL (2000)** realizaram um estudo para determinar se existiam diferenças nas taxas de sucesso dos implantes cilíndricos colocados em diferentes áreas, tanto na maxila como na mandíbula, e concluíram que o posicionamento dos implantes tem um papel importante no planeamento da terapia com implantes e que o fator importante para a compensação de forças não é apenas a densidade óssea circundante, mas também a região do maxilar onde os implantes são colocados .[16]

- **TOMAS LINDH ET AL (2001)** efectuaram um estudo comparativo em que as dentições anteriores residuais foram tratadas com dois desenhos diferentes de próteses parciais fixas bilateralmente no maxilar posterior e, num dos lados, a reconstrução foi suportada apenas por implantes, enquanto no lado contra-lateral foi utilizado um implante e um dente em combinação. Um total de 10 implantes falhou, 7 antes da carga e 3 nos primeiros três meses de serviço e concluiu-se que os resultados indicam uma correlação entre o desenho da prótese e a perda de osso marginal.[30]

- **LARS-ERIK MOBERG ET AL (2001)** realizaram um estudo prospetivo aleatório onde foram comparados dois sistemas de implantes em quarenta pacientes consecutivos tratados para edentulismo mandibular. Os pacientes foram aleatoriamente selecionados para tratamento com o sistema Branemark A de duas fases (submerso) (BRS) ou com o sistema ITIA de uma fase (não submerso). Foram avaliados parâmetros biológicos e prostodônticos, complicações, taxas de sucesso, eficácia clínica, satisfação do paciente e requisitos de recursos, concluindo-se que não foram encontradas diferenças na acumulação de placa, hemorragia ou complicações durante o período de acompanhamento e que ambos os sistemas cumprem os requisitos actuais para sistemas de implantes dentários no tratamento do edentulismo mandibular. [31]

- **ANDERS EKFELDT ET AL (2001)** realizaram um estudo para verificar os factores que influenciam as falhas dos implantes. Todos os pacientes eram completamente desdentados no maxilar e receberam uma prótese fixa ou uma sobredentadura suportada por pelo menos 4 implantes (Brânemark SystemA). Os resultados do estudo indicam que o grupo de controlo tinha um melhor suporte ósseo inicial do que o grupo de estudo. Além disso, os pacientes do grupo de estudo sofriam de circunstâncias que poderiam induzir o fracasso dos implantes, tais como bruxismo, desgosto pessoal, depressão, bem como vícios de cigarros, álcool e/ou narcóticos e concluíram que existem determinados factores importantes a considerar para evitar um fenómeno de fracasso dos implantes, ou seja, falta de suporte ósseo, hábitos tabágicos pesados e bruxismo. [32]

- **MARIO ROCCUZZO, ET AL (2001)** efectuou um estudo para comparar os implantes jateados e gravados com ácido (SLA) com implantes pulverizados com plasma de titânio (TPS) em condições de carga com locais edêntulos bilaterais comparáveis e sem discrepâncias na dentição oposta e concluiu que os implantes SLA são adequados para carga precoce às 6 semanas. Ocasionalmente, pode verificar-se uma rotação limitada do implante, mas, se for corretamente tratada, não produz qualquer efeito prejudicial no resultado clínico. [33]

- **MARC QUIRYNEN ET AL (2001)** efectuaram um estudo para comparar a perda óssea marginal à volta dos dentes e dos implantes durante 5 anos (de 3 a 11 anos) após o primeiro ano de remodelação óssea. Todos os pacientes tinham sido reabilitados por meio de implantes de titânio c.p. aparafusados com uma superfície maquinada (sistema Brânemark A). Durante o intervalo de observação de 5 anos, foram recolhidos parâmetros periodontais (perda óssea marginal e de inserção, esta última apenas para os dentes), juntamente com dados sobre factores de confusão (tabagismo, higiene oral, perda de dentes). A perda óssea marginal foi medida através de radiografias intra-orais de cone longo e concluiu-se que a taxa de perda óssea em torno de implantes de titânio c.p. em forma de parafuso com uma superfície maquinada (implantes Brânemark systemA) não foi influenciada pela taxa de progressão da destruição periodontal em torno dos restantes dentes do mesmo maxilar.[34]

- **JOKE DUYCK ET AL (2001)** efectuaram um estudo para investigar a resposta óssea quando foram aplicadas cargas estáticas e dinâmicas em implantes de 10 mm de comprimento (Brânemark SystemA, Nobel Biocare, Suécia) instalados bicorticalmente em coelhos e concluíram que as cargas dinâmicas excessivas causam defeitos ósseos semelhantes a crateras laterais aos implantes osseointegrados,[35]

- **IGNACE E. NAERT ET AL (2001)** realizaram um estudo para comparar as duas modalidades de tratamento com base nas complicações do implante, do dente e da prótese e concluíram que o tratamento do edentulismo parcial através de implantes orais era benéfico e que, para evitar a intrusão dos dentes pilares, a ligação, se efectuada, deveria ser completamente rígida. [36]

- **IGNACE NAERT ET AL(2002)** efectuaram um estudo para prever o resultado das restaurações com implantes no tratamento do edentulismo parcial, tendo em conta a interdependência dos implantes e o efeito de diversas variáveis de confusão e concluíram que nem o local do maxilar nem a posição do implante (anterior-posterior) tinham qualquer efeito significativo no resultado. O comprimento curto dos implantes, o elevado número de implantes por paciente, o baixo número de implantes por prótese, os implantes carregados por restaurações com facetas acrílicas e os implantes combinados com enxertos ósseos apresentam um risco mais elevado de fracasso dos implantes.[44]

- **MARC QUIRYNEN, ET AL (2002)** segundo eles, a utilização de implantes orais na reabilitação de pacientes parcial e totalmente edêntulos é amplamente aceite, apesar de ocorrerem falhas. A longevidade dos implantes osseointegrados pode ser comprometida pela sobrecarga oclusal e/ou pela peri-implantite induzida pela placa bacteriana, dependendo da geometria do implante e das caraterísticas da superfície. Os estudos indicam que a peri-implantite é caracterizada por uma microbiota comparável à da periodontite (elevada proporção de bastonetes Gram-negativos anaeróbios, organismos móveis e espiroquetas), mas isto não prova necessariamente uma relação causal. A relação entre a suscetibilidade à periodontite e a suscetibilidade à peri-implantite pode variar consoante o tipo de implante e, especialmente, a topografia da sua superfície '[39]

- **TIZIANO TESTORI ET AL (2002)** efectuaram um estudo para avaliar o resultado clínico de implantes com carga de 2 meses colocados nos maxilares posteriores, após até 3 anos de carga funcional. Foram utilizados no estudo implantes de osseotite A com superfície microtexturizada e gravada com ácido e concluíram que os implantes de osseotite A microtexturizados nos maxilares posteriores podem suportar com segurança uma carga funcional aplicada 2 meses após a inserção e os resultados do presente estudo são particularmente encorajadores para os implantes colocados no maxilar, uma vez que se pode obter uma redução significativa do período de cicatrização em comparação com os 6 meses sugeridos pelo protocolo Branemark clássico e uma excelente função pós-carga também em osso de baixa qualidade.[41]
- **DANIEL VAN STEENBERGHE ET AL (2002)** realizaram um estudo para avaliar a influência de factores endógenos e locais na ocorrência de falhas de implantes até à fase de pilar e concluíram que os factores gerais, como o tabagismo intenso, a quimioterapia e a má qualidade óssea, aumentavam a taxa de insucesso dos implantes. A radioterapia, o volume ósseo limitado e a claustrofobia, que levou à violação das regras pré-operatórias rigorosas de assepsia, pareceram ser os factores locais mais relevantes para as falhas precoces dos implantes. [47]

- **NICOLA FERRIGNO, ET AL (2002)** efectuou um estudo para avaliar o sucesso clínico da colocação de implantes dentários ITI no maxilar posterior utilizando a técnica de osteótomo e concluiu que a colocação de implantes ITI em conjunto com a elevação do seio maxilar com osteótomo representa uma modalidade segura de tratamento do maxilar posterior em áreas com altura óssea reduzida subjacente ao seio maxilar, uma vez que as taxas de sobrevivência e sucesso se mantiveram acima dos 90% durante um período médio de observação de 60 meses. Os implantes mais curtos (implantes de 8 mm) não falharam significativamente mais do que os implantes mais longos (implantes de 10 e 12 mm): as diferenças foram pequenas quando comparadas com o número de eventos, pelo que não foi possível chegar a uma conclusão estatística. Mas, do ponto de vista clínico, a utilização previsível de implantes curtos em conjunto com a elevação do pavimento do seio com osteótomo pode reduzir a indicação para procedimentos invasivos complexos, como o levantamento do seio e procedimentos de enxerto ósseo.[42]

- **BECKTOR JP ET AL (2002)** realizaram um estudo para avaliar a influência da dentição mandibular no desempenho dos implantes maxilares antes da fixação da prótese definitiva em maxilas que foram reconstruídas com enxertos ósseos autógenos e os resultados sugeriram que os pacientes com implantes que se opunham ao suporte oclusal unilateral apresentaram a maior taxa de insucesso dos implantes (43.8%, ou seja, 28 de 64 implantes) e concluíram que a concentração desfavorável de forças na maxila pode contribuir para o aumento do risco de fracasso dos implantes, pelo que deve ser feito um esforço para criar uma oclusão favorável na mandíbula, com atenção à ampla distribuição dos contactos oclusais.

- **NICOLA FERRIGNO ET AL (2002)** realizaram um estudo multicêntrico para avaliar o prognóstico a longo prazo de implantes ITI não submersos em maxilares totalmente edêntulos e concluíram que os pacientes que foram carregados com próteses maxilares e mandibulares mantiveram taxas de sucesso muito superiores a 90%; enquanto que apenas os implantes que foram inseridos para suportar sobredentaduras maxilares que foram retidas por barras de dolder apresentaram uma taxa de sucesso inferior a 90%.[42]

- **MARGARETA HULTIN ET AL (2002)** efectuaram um estudo para caraterizar a microbiota e a resposta inflamatória do hospedeiro à volta dos implantes e dos dentes em pacientes com peri-implantite. A higiene oral, a inflamação gengival e a profundidade da bolsa de sondagem foram avaliadas clinicamente nos dentes e nos implantes e concluíram que os pacientes com peri-implantite albergavam níveis elevados de agentes patogénicos periodontais, Actinobacillus actinomycetemcomitans, Porphyromonas gingivalis, Prevotella intermedia, Bacteroides forsythus e Treponema denticola e estes resultados indicam uma inflamação específica do local em vez de uma resposta específica do hospedeiro associada ao paciente. [43]

- **JOCHEN MAUET AL (2002)** efectuou um estudo utilizando implantes intramóveis cilíndricos (IMZ) com um de dois revestimentos, hidroxiapatite (HA) ou chama de plasma de titânio (TPF), como pilares distais para restaurações implanto-suportadas de dentes combinados em mandíbulas edêntulas e os protocolos de tratamento, os dois revestimentos não mostram evidências de eficácia diferente no que diz respeito à ocorrência de deficiência de integração poética (ID) ou deficiência funcional (FD) e concluíram que não havia diferença estatisticamente significativa entre os dois revestimentos.[45]

- **CHRISTOPH R. E. HARDT ET AL (2002)** realizaram um estudo para analisar as alterações do nível ósseo ao longo de um período de 5 anos em implantes nos segmentos posteriores do maxilar em pacientes com experiência variável de perda óssea periodontal na dentição natural antes da colocação do implante e concluíram que a perda óssea longitudinal à volta dos implantes está correlacionada com a experiência anterior de perda de suporte ósseo periodontal e que os indivíduos susceptíveis à periodontite podem apresentar uma taxa de insucesso dos implantes mais elevada.[46]

- **GUNNEL HANSES ET AL (2002)** realizaram um estudo para descrever um dispositivo transferidor mecânico concebido para se adaptar ao controlador de binário elétrico e medir o número de graus necessários para reapertar o parafuso do pilar ou o parafuso da prótese para atingir o valor de binário pretendido e também para analisar a precisão e a validade do dispositivo. Os resultados do estudo indicam que o grau de afrouxamento pré-definido dos parafusos do pilar e da prótese pode ser bem refletido no número de graus necessários para o reaperto e concluíram que, com a utilização deste dispositivo, esperamos poder avaliar vários parâmetros para a estabilidade dos parafusos, tais como o tipo de sistema de implantes, o número de fixações, o tipo de pilares, o tipo de material da ponte e a necessidade de reaperto dos parafusos do pilar e da prótese.[48]

- **CLOKIE ET AL (2003)** realizaram um estudo para avaliar se a aplicação de um fator de crescimento, o fator de crescimento transformador humano recombinante [beta]-1 (rhTGF-[beta1), melhoraria a cicatrização do osso adjacente a implantes dentários de titânio e os resultados mostraram que a aplicação de rhTGF-[beta] 1 nos locais de implante parece aumentar a quantidade de cicatrização óssea adjacente a implantes dentários de titânio em mandíbulas de mini porcos às 6 semanas. São necessários mais estudos para quantificar melhor a quantidade de fator de crescimento necessária e para estudar os seus efeitos durante um período de tempo mais alargado para ver se estas diferenças se mantêm.[50]

- **GERRY M. RAGHOEBAR ET AL (2003)** efectuaram um estudo sobre a colocação de implantes no maxilar edêntulo aumentado, utilizando uma técnica de colocação de implantes numa só fase. Três meses antes da inserção do implante, a largura e a altura da crista alveolar foram aumentadas com enxertos ósseos autólogos da crista ilíaca. De acordo com um protocolo de carga precoce, a sobredentadura suportada por implantes foi fabricada 2 meses após a inserção dos implantes. A avaliação foi efectuada de acordo com um protocolo normalizado imediatamente e 1 ano após o fabrico da construção protética e concluiu que a carga precoce de implantes pode evoluir para uma modalidade de tratamento previsível após o aumento do maxilar. [55]

- **ANTONIO BARONE ET AL (2003)** realizaram um estudo para analisar a densidade óssea em torno de implantes orais imediatamente carregados através de um novo exame de tomografia computadorizada volumétrica (Maxiscan) e compará-la com a de implantes não carregados e concluíram que este aspeto inovador para analisar a densidade óssea reduz a necessidade de análise histológica a partir de biópsia humana. [51]

- **RICARDO GAPSKI ET AL (2003)** realizaram um estudo com o objetivo de rever e analisar criticamente a literatura atual disponível na área da carga imediata de implantes e discutir, com base em evidências científicas, os factores que podem influenciar esta modalidade de tratamento e concluíram que as localizações anatómicas, os desenhos dos implantes e as orientações protéticas restritas são fundamentais para garantir resultados de sucesso.[52]

- **FERNANDO ZARONE ET AL (2003)** efectuaram um estudo sobre o efeito biomecânico da flexão funcional mandibular na acumulação de tensões em restaurações fixas suportadas por implantes. As deformações relativas e as distribuições de tensões em seis desenhos diferentes de sistemas protéticos suportados por implantes foram analisadas por um modelo tridimensional de elementos finitos (FE) de uma mandíbula humana edêntula e concluíram que uma divisão da superestrutura ao nível da sínfise restaura significativamente a flexão funcional natural da mandíbula.[53]

- **ANDRES STRICKER ET AL (2003)** apresentaram os resultados preliminares da colocação de implantes ITIA revestidos com SLAA em conjunto com aumentos do pavimento do seio maxilar utilizando osso autógeno e concluíram que, tendo em conta o curto período de acompanhamento, os resultados encorajadores comparados com estudos anteriores, apoiam ainda mais as conclusões de uma influência positiva das superfícies rugosas no osso enxertado.[54]

- **SHIBLI, JAMIL AWAD ET AL (2004)** avaliaram o efeito de limpeza do CO_2 na topografia e composição de superfícies de implantes dentários falhados e concluíram que não houve diferença na presença de contaminantes nos lados de teste e controlo após irradiação com laser de CO_2 no modo contínuo. Os campos fotomicrográficos não demonstraram qualquer diferença entre os grupos no que respeita ao efeito de limpeza do laser, sugerindo que os instrumentos mecânicos devem ser utilizados como adjuvantes no tratamento da peri-implantite.

- **RABAH NEDIR ET AL (2004)** efectuaram um estudo com o objetivo de avaliar o Osstell como uma ferramenta de diagnóstico capaz de diferenciar entre implantes ITI estáveis e móveis e de avaliar um valor de quociente de estabilidade do implante (ISQ) de limiar de corte obtido na colocação do implante (ISQitv) que possa ser preditivo da osseointegração e de comparar o ISQitv preditivo de implantes imediatamente carregados (IL) com implantes ITI.avaliar o valor do quociente de estabilidade do implante (ISQ) obtido aquando da colocação do implante (ISQitv) que pode ser preditivo da osseointegração e comparar o ISQitv preditivo de implantes com carga imediata (IL) e implantes com carga após 3 meses e concluíram que estes dados podem orientar o profissional a escolher entre vários protocolos de carga e a monitorizar seletivamente os implantes durante a fase de cicatrização (DL).[56]

- **RABAH NEDIR ET AL (2004)** apresentaram um artigo que relatava uma análise da tabela de vida útil de 7 anos em implantes ITI de titânio pulverizado com plasma (TPS) e jato de areia e gravado (SLA) colocados num consultório privado e carregados durante pelo menos 1 ano e concluíram que a utilização previsível de implantes curtos que suportam coroas unitárias e pequenas próteses parciais fixas de 2-4 unidades suportadas por dois a três implantes permitia (1) restringir a necessidade de procedimentos pré-cirúrgicos sofisticados e dispendiosos destinados a determinar com precisão a altura óssea disponível através de métodos radiográficos computorizados, (2) a colocação de restaurações protéticas em vez de restaurações cirúrgicas, (3) a redução do período de indicação para procedimentos invasivos complexos, como a elevação do seio maxilar e procedimentos de enxerto ósseo, (4) a facilitação da cirurgia, sem tentar colocar o implante mais comprido e (5) a prevenção da ocorrência de perturbações da sensibilidade. A utilização segura de implantes curtos num consultório privado deverá tornar a terapia com implantes mais simples e acessível a um maior número de pacientes e profissionais. [65]

- **PERIKLIS PROUSSAEFS ET AL (2004)** avaliaram os parâmetros clínicos de implantes de forma de raiz revestidos a hidroxiapatite de rosca única com carga imediata. Concluiu que os implantes unitários com forma de raiz podem ser carregados imediatamente quando colocados na região dos pré-molares superiores.[62]

- **BECKTOR JP ET AL (2004)** realizou um estudo para analisar e comparar as taxas de sobrevivência de implantes endósseos colocados em maxilares edêntulos de pacientes nos quais foi efectuado aumento ósseo antes ou em conjunto com a colocação de implantes com as taxas de sobrevivência de pacientes que não foram submetidos a aumento ósseo e concluiu que a sobrecarga oclusal durante o período de cicatrização pode ter sido um fator causal e a taxa de sobrevivência global dos implantes foi inferior nos maxilares enxertados do que nos não enxertados e revelou que o volume do osso maxilar nas regiões anteriores no início do tratamento estava diretamente relacionado com as taxas de sobrevivência dos implantes em ambos os grupos e que a taxa de sobrevivência dos implantes era semelhante nos maxilares edêntulos posteriores enxertados das classes V e VI e nos maxilares edêntulos posteriores não enxertados das classes III e IV.

- **SAWAKO YOKOYAMAET AL (2004)** examinaram a localização do comprimento dos implantes na distribuição de tensões para três FPDs posteriores unitárias no osso mandibular posterior. As tensões equivalentes máximas foram registadas na região cervical no osso cortical adjacente aos implantes mesial e distal. Foi demonstrada uma tensão relativamente elevada de até 73 mpa adjacente ao implante mesial localizado 9 mm ou mais a seguir ao primeiro pré-molar. A utilização de um implante mesial com 12 mm de comprimento demonstrou uma influência relativamente mais fraca na redução da tensão. A localização do implante nas FPDs cantilever foi um fator significativo que influenciou a tensão criada no osso.[69]

- **GORAN BERGKVIST ET AL (2004)** realizaram um estudo para avaliar a taxa de sobrevivência de implantes dentários ITI de parafuso sólido não submersos com uma superfície rugosa (plasma de titânio pulverizado, TPS) na maxila edêntula após 1 e 2 anos de carga e concluíram que os implantes de parafuso sólido ITI TPS em combinação com próteses fixas tiveram taxas de sobrevivência bem sucedidas e foram considerados uma alternativa de tratamento viável na maxila edêntula[64]

- **ERIKO KITAMURA ET AL (2004)** efectuaram um estudo sobre uma análise tridimensional de elementos finitos e a influência da quantidade e da forma da reabsorção óssea marginal na tensão no osso e no implante e concluíram que uma certa quantidade de reabsorção cónica pode ser o resultado da adaptação biomecânica do osso à tensão. No entanto, à medida que a reabsorção óssea progride, o aumento das tensões no osso esponjoso e no implante sob carga lateral pode resultar na falha do implante.[63]

- **MURAT CAVIT ET AL (2004)** realizaram um estudo para comparar a resistência à fadiga dinâmica de pilares de uma e duas peças ligados a implantes orais de morsetaper entalhados internamente e foram utilizados implantes synOctas ITIs para este estudo e concluíram que podem ser alcançados resultados clínicos previsíveis a longo prazo com pilares sólidos e pilares synOctas para restaurações cimentadas. Os pilares sólidos possuem uma maior resistência ao torque de remoção do que os pilares synOctas quando ligados a implantes synOctas ITIs.[62]

- **STRAND P ET AL (2004)** efectuaram um estudo para comparar os sistemas, principalmente no que diz respeito às alterações do nível ósseo, e também no que diz respeito a outras variáveis de interesse. Os implantes foram inseridos com uma técnica de duas fases e a inserção seguiu as rotinas do respetivo sistema de implantes. Todos os pacientes receberam pontes fixas de arcada completa. As principais alterações pós-operatórias do nível ósseo marginal ocorreram entre a inserção do acessório e a linha de base. Durante este período, verificou-se também um padrão diferente de remodelação óssea entre os sistemas de implantes e, no final do exame de 5 anos, a taxa de sobrevivência para os implantes Astra Tech foi de 98,4% e para os implantes Branemark foi de 94,6%. A diferença não foi estatisticamente significativa. Por fio A °.[60]

- **TOSHIO UEHARA ET AL (2004)** realizaram um estudo sobre a evidência histológica da osseointegração em implantes humanos recuperados devido a fracturas na porção ligada entre os pilares e as fixações devido a um acidente de viação. Dois implantes aparafusados revestidos a hidroxiapatite (HA) foram removidos com parte do osso saudável da região do molar inferior esquerdo. O exame histológico revelou que o osso era denso e estava em estreita relação com o revestimento de HA dos implantes e concluiu que existia um elevado grau de osseointegração em dois implantes dentários aparafusados revestidos a HA recuperados após carga funcional durante 18 meses. [61]

- **ROLAND GLAUSER ET AL (2004)** efectuaram um estudo para analisar a evolução da estabilidade dos implantes através de medições repetidas da análise da frequência de ressonância (RFA) durante 1 ano e também para avaliar as possíveis diferenças entre implantes com insucesso e implantes bem sucedidos e concluíram que os implantes com insucesso apresentam uma diminuição contínua da estabilidade até ao insucesso. Níveis baixos de RFA após 1 e 2 meses parecem indicar um risco acrescido de fracasso futuro. Esta informação pode ser utilizada para evitar a falha de implantes no futuro, descarregando implantes com um grau de estabilidade decrescente ao longo do tempo, tal como diagnosticado com a técnica de RFA.[63]

- **MARK BISCHOF ET AL (2004)** realizaram um estudo para medir a estabilidade primária dos implantes ITI colocados em ambos os maxilares e determinar os factores que afectam o quociente de estabilidade do implante (ISQ) determinado pelo método da frequência de ressonância e para monitorizar a estabilidade do implante durante os primeiros 3 meses de cicatrização e avaliar qualquer diferença entre os implantes com carga imediata (IL) e os implantes com carga retardada (DL) padrão e concluíram que não há diferença na estabilidade do implante entre os procedimentos IL e DL durante os primeiros 3 meses. As pontes de curto alcance IL colocadas na região posterior e a reabilitação da arcada completa do maxilar com implantes ITI jacteados e gravados foram altamente previsíveis.[65]

- **BJARNI E PJETURSSON ET AL (2004)** realizaram um estudo para avaliar a sobrevivência de 5 e 10 anos de próteses parciais fixas (FPDs) suportadas por implantes e para descrever a incidência de complicações biológicas e técnicas e concluíram que Apesar de uma elevada sobrevivência das FPDs, as complicações biológicas e técnicas são frequentes. Isto, por sua vez, significa que o clínico tem de aceitar quantidades substanciais de tempo de cadeira após a incorporação de FPDs suportadas por implantes. São necessários mais estudos com períodos de acompanhamento de 10 ou mais anos, uma vez que apenas alguns estudos descreveram os resultados a longo prazo.[68]

- **STANISLAV LISKMANN, ET AL (2004)** efectuou um estudo para avaliar a correlação dos níveis de mieloperoxidase (MPO) com parâmetros clínicos periodontais tradicionais à volta dos implantes dentários, incluindo a profundidade de sondagem da bolsa periimplantar (PPD), o índice gengival (GI) e a hemorragia à sondagem (BOP), uma vez que a MPO tem sido associada à destruição dos tecidos periodontais e concluiu que a MPO pode ser um marcador promissor de inflamação à volta dos implantes dentários.[66]

- **MARC QUIRYNEN ET AL (2005)** efectuaram um estudo para comparar os resultados microbiológicos e clínicos destes parâmetros no seguimento de 10 anos em próteses totais fixas (FFP) e sobredentaduras (OD), ou entre sistemas de ancoragem, e concluíram que estes dados indicam que, do ponto de vista clínico e microbiológico, bem como da satisfação do paciente, tanto uma OD como uma FFP oferecem um resultado favorável a longo prazo.[74]

- **YONGSIK KIM ET AL (2005)** apresentaram um artigo para discutir a importância da oclusão do implante para a longevidade do implante e para fornecer diretrizes clínicas sobre a oclusão ideal do implante e possíveis soluções para a gestão de complicações relacionadas com a oclusão do implante e concluíram que os factores de sobrecarga que podem influenciar negativamente a longevidade do implante incluem cantilevers grandes, parafunções, desenhos oclusais inadequados e contactos prematuros e afirmaram que, como não existe um conceito de oclusão específico do implante baseado em provas, a oclusão é um fator importante. São necessários estudos futuros nesta área para clarificar a relação entre a oclusão e o sucesso dos implantes.[70]

- **MA°NS JUNGNER, ET AL (2005)** efectuou um estudo para comparar dois tipos de implantes de forma semelhante, mas com superfícies diferentes, no que diz respeito ao insucesso dos implantes e concluiu que todos os implantes que falharam eram implantes Mark III, inseridos de acordo com o protocolo tradicional de duas fases. A taxa de sucesso do implante foi de 98,2% para todo o grupo de pacientes, dividida como uma taxa de sucesso de 100% após os implantes com superfície oxidada (Nobel Biocares TiUnitet) em comparação com uma taxa de sucesso de 96,4% com implantes com superfície torneada (Nobel Biocares Mark IIIt).[71]

- **VANCj AKCJ A ET AL (2005)** realizaram um estudo para avaliar as tensões do tecido ósseo ex vivo em torno de implantes maxilares que suportam sobredentaduras retidas em barra com carga imediata e concluíram que, uma vez que as forças oclusais nos seres humanos tendem a diminuir devido a factores relacionados com a idade, as tensões máximas em torno de implantes com carga imediata que suportam sobredentaduras maxilares estão dentro dos níveis fisiológicos.[75]

- **HENG-LI HUANG, ET AL (2005)** efectuou um estudo sobre modelos tridimensionais de elementos finitos (FE) de coroas protéticas esplintadas e as análises de tensão foram avaliadas com diferentes tipos de suporte de implante, incluindo padrão, largo ou dois implantes para restaurações parciais posteriores desdentadas e concluiu que as vantagens biomecânicas da utilização do implante largo ou de dois implantes são quase idênticas. O benefício da partilha de carga pelas coroas esplintadas é notável apenas quando os implantes nas regiões pré-molar e molar têm diferentes capacidades de suporte.[72]

- **VAN STEENBERGHE ET AL. (2006) Segundo** estes autores, a doença de Crohn, por ser uma doença que pode afetar todo o sistema gastrointestinal, conduz a lesões periodontais. Não se sabe na literatura se predispõe ao fracasso precoce dos implantes. Além disso, a desnutrição encontrada nos doentes de Crohn pode causar uma cicatrização óssea deficiente à volta do implante.[95]

- **MARK BISCHOF ET AL (2006)** apresentaram um trabalho que relatava uma análise da tabela de vida de 5 anos sobre implantes ITI de colo largo (WN) colocados num consultório privado. O comprimento médio dos implantes foi de 9,7 e 8,9 mm, respetivamente, e concluíram que os implantes WN ITI eram altamente previsíveis na prática privada e que a complicação protética na área molar era um evento pouco frequente.[81]

- **S. D FERREIRA ET AL (2006)** realizaram um estudo com o objetivo de verificar a prevalência de doença peri-implantar e analisar possíveis variáveis de risco associadas à mucosite peri-implantar e à peri-implantite e concluíram que indivíduos com periodontite, diabetes e má higiene oral eram mais propensos a desenvolver peri-implantite.

- **DEBBY HWANG ET AL (2006)** apresentou um artigo para rever as doenças médicas que alegadamente impedem o tratamento convencional com implantes dentários. As contra-indicações absolutas para a reabilitação com implantes incluem enfarte do miocárdio recente e acidente vascular cerebral, cirurgia de prótese valvular, imunossupressão, problemas de hemorragia, tratamento ativo de doenças malignas, abuso de drogas, doenças psiquiátricas, bem como o uso de bisfosfonatos intravenosos. Qualquer uma destas condições impede a cirurgia oral electiva e requer um acompanhamento criterioso por parte do médico e do dentista. O não cumprimento do protocolo sugerido pode, no pior dos casos, resultar na mortalidade do paciente.[36]

- **DELUCA S ET AL (2006)** realizaram um estudo para avaliar a sobrevivência dos implantes dentários endósseos Brânemark em relação ao consumo de cigarros e a taxa global de insucesso dos implantes foi de 7,72%. Os pacientes que eram fumadores na altura da cirurgia de implante tiveram uma taxa de insucesso do implante significativamente mais elevada (23,08%) do que os não fumadores (13,33%). E concluíram que o consumo de cigarros não deve ser uma contraindicação absoluta para a terapia de implantes; no entanto, os pacientes devem ser informados de que correm um risco ligeiramente maior de insucesso do implante se fumarem durante a fase inicial de cicatrização após a inserção do implante ou se tiverem um historial de tabagismo significativo.

- **ZVI ARTZI ET AL (2006)** efectuaram um estudo para diferenciar as definições de sobrevivência e de sucesso de próteses de implantes funcionais revestidas a hidroxiapatite (HA) e concluíram que se verificou uma observação distinta entre a taxa de sobrevivência e a taxa de sucesso, particularmente em observações a longo prazo. O comprimento e o diâmetro do implante têm influência na taxa de sobrevivência. As pontuações dos parâmetros clínicos expressaram uma influência no estado do implante definido.[77]

- **EUGENIO ROMEO ET AL (2006)** efectuaram um estudo para comparar o prognóstico de implantes estreitos (3,3 mm de diâmetro) com implantes padrão (4,1 mm de diâmetro) e concluíram que . as taxas de sobrevivência cumulativa e de sucesso dos implantes de pequeno diâmetro e dos implantes de diâmetro padrão não eram estatisticamente diferentes (P40,05). O osso tipo 4 foi um fator de insucesso determinante, enquanto a perda óssea marginal não foi influenciada pelos diferentes diâmetros dos implantes. Os resultados sugerem que os implantes de pequeno diâmetro podem ser utilizados com sucesso no tratamento de pacientes parcialmente edêntulos.[78]

- **CONSTANTIN ALEXANDER LANDES ET AL (2006)** realizaram um estudo para comparar a carga precoce de implantes dentários em pacientes com cancro oral irradiados e não irradiados, a fim de acelerar a melhoria da função mastigatória e da qualidade de vida, e concluíram que os resultados sugerem uma implantação não submersa fiável e uma carga precoce. No entanto, a perda óssea em mandíbulas irradiadas, combinada com valores médios mais elevados de Periotest e recessão gengival num ambiente oral com quantidade e qualidade da saliva alteradas, microflora e cicatrizes locais, requer um acompanhamento prolongado[80]

- **LIENE MOLLY ET AL (2006)** afirmaram que os pacientes que necessitam de procedimentos de aumento ósseo podem ser tratados com um enxerto de anca tradicional ou por neogénese sob uma membrana de titânio oclusiva rígida, ajustada à medida com base em dados de tomografia computadorizada e concluíram que a taxa de sucesso da terapia de aumento do rebordo alveolar é inferior à de uma abordagem clássica. No entanto, estes procedimentos de aumento apresentam resultados aceitáveis. O aumento com membrana de titânio leva a uma menor perda óssea marginal, provavelmente porque o osso neoformado tem mais hipóteses de adaptar a sua mineralização às forças oclusais encontradas. Esta técnica pode oferecer melhorias se a exposição da membrana puder ser evitada.[82]

- **MATTEO CHIAPASCO ET AL (2006)** efectuaram um estudo para analisar as publicações relacionadas com procedimentos de aumento e para avaliar o sucesso de diferentes técnicas cirúrgicas para a reconstrução do rebordo e as taxas de sobrevivência/sucesso dos implantes colocados nas áreas aumentadas e concluíram que era difícil demonstrar que um determinado procedimento cirúrgico oferecia melhores resultados em comparação com outro. O principal limite encontrado nesta revisão foi a fraca qualidade metodológica geral dos artigos publicados. Por conseguinte, são necessários ensaios maiores e bem concebidos a longo prazo. [83]

- **FLEMMING ISIDOR ET AL (2006)** realizaram um estudo sobre as forças oclusais que afectam um implante oral e o osso circundante e concluíram que a carga oclusal pode resultar em perda óssea marginal à volta dos implantes orais ou na perda completa da osteointegração. Em estudos clínicos, foi afirmada uma associação entre as condições de carga e a perda óssea marginal em redor dos implantes orais ou a perda completa da osteointegração, mas não foi demonstrada uma relação causal.[84]

- **JEFF BRINK ET AL (2007)** efectuou um estudo para comparar o diâmetro do implante no osso circundante e concluiu que a densidade do osso adjacente pode ser influenciada pelo diâmetro do implante, talvez devido a diferenças na dissipação da força.[102]

- **MATTEO CHIAPASCO ET AL (2007)** realizaram um estudo para comparar os enxertos ósseos autógenos (ABG) e a osteogénese de distração (DO) relativamente à sua capacidade de corrigir rebordos mandibulares verticalmente deficientes e à sua capacidade de manter ao longo do tempo o ganho ósseo vertical obtido antes e depois da colocação de implantes e as taxas de sobrevivência e sucesso dos implantes colocados nas áreas reconstruídas ou distraídas e concluíram que ambas as técnicas podem melhorar eficazmente o défice de rebordos edêntulos verticalmente reabsorvidos.[103]

- **GERT WITTWER ET AL (2007)** realizaram um estudo para avaliar o resultado da colocação sem retalho guiada por computador e da carga imediata de quatro implantes cónicos do tipo parafuso na região interforaminal e concluíram que a colocação transmucosa assistida por computador e a carga imediata de implantes mandibulares é uma abordagem de alta qualidade ao edentulismo que proporciona excelentes resultados, sendo minimamente invasiva.

- **FRANK PETER STRIETZEL ET AL (2007)** efectuaram um estudo sobre o desempenho clínico dos implantes de parafuso cilíndrico, tendo especialmente em consideração a taxa de sobrevivência dos implantes curtos, e concluíram que o prognóstico dos implantes Camlogs curtos é comparável ao dos implantes longos. Por conseguinte, a sua utilização clínica em vez da realização de procedimentos sofisticados de aumento vertical antes da instalação de implantes longos pode ser considerada como uma opção de tratamento alternativa. No entanto, em fumadores, a utilização de implantes curtos deve ser considerada com cautela. O risco de exposição prematura do parafuso de cobertura deve ser minimizado.[105]

- **THOMAS NORDIN ET AL (2007)** realizaram um estudo sobre os resultados clínicos e radiográficos da carga precoce de implantes inseridos em alvéolos de extração recentes e apresentaram um protocolo de tratamento para a carga precoce dos implantes através de próteses completas fixas permanentes sem pilar (DFC de implantes) de encaixe passivo e concluíram que a carga funcional precoce de implantes com superfície SLA após a colocação imediata em alvéolos de extração maxilar através de DFC de implantes permanentes rígidos e de encaixe passivo é uma alternativa de tratamento fiável.[106]

- **E. PJETURSSON, ET AL (2007)** realizaram um estudo para comparar e avaliar a sobrevivência a 5 e 10 anos de diferentes tipos de próteses dentárias fixas (FDPs) suportadas por dentes e implantes e coroas unitárias (SCs) e para descrever a incidência de complicações biológicas e técnicas e concluíram que o planeamento de reabilitações protéticas deve incluir preferencialmente FDPs convencionais suportadas por dentes com pilar terminal, FDPs suportadas apenas por implantes ou SCs suportadas por implantes. Apenas por razões de estruturas anatómicas ou preferências centradas no paciente, e como segunda opção, devem ser utilizados FDPs suportados por dentes em cantilever ou FDPs suportados por uma combinação de implantes e dentes. 3[9]

- **KREISSL ME ET AL (2007)** realizaram um estudo para avaliar a incidência dos problemas técnicos mais comuns, nomeadamente o afrouxamento do parafuso, a fratura do parafuso, a fratura da porcelana de revestimento e a fratura da estrutura em próteses parciais fixas suportadas por implantes (FPDs), e avaliar a sobrevivência e a taxa de sucesso (sobrevivência livre de eventos) após 5 anos de função e concluíram que as complicações técnicas ocorreram em taxas baixas para FPDs suportadas por 3i-implantes e, particularmente, o afrouxamento do parafuso e as fracturas do parafuso ocorreram durante o período de manutenção.[107]
- **STRIETZEL ET AL (2007)** avaliaram se o tabagismo interfere com o prognóstico de implantes com e sem procedimentos de aumento associados, em comparação com não fumadores, e a revisão sistemática indicou riscos significativamente maiores de complicações biológicas entre os fumadores. Cinco estudos não revelaram qualquer impacto significativo do tabagismo no prognóstico de implantes com superfícies jateadas com partículas, gravadas com ácido ou oxidadas anodicamente e

concluíram que o tabagismo é um fator de risco significativo para a terapia de implantes dentários e para os procedimentos de aumento que acompanham os implantes[91]

- **STRIETZEL ET AL (2007) realizaram** um estudo para investigar se o tabagismo interfere com o prognóstico de implantes com e sem procedimentos de aumento acompanhados, em comparação com não fumadores, e concluíram que o tabagismo é um fator de risco significativo para a terapia de implantes dentários e procedimentos de aumento acompanhados de implantes. [91]

- **SHIIGAI T (2007)** efectuou um estudo piloto para avaliar o impacto dos critérios de estabilidade dos implantes no tempo de carga dos implantes e, na 12ª semana de seguimento, os valores dos quocientes de estabilidade dos implantes eram ligeiramente superiores para os implantes imediatos em comparação com os implantes precoces. Os valores elevados dos quocientes de estabilidade dos implantes imediatos e basais em todos os grupos corresponderam a uma elevada sobrevivência dos implantes. Os valores pós-operatórios dos quocientes de estabilidade dos implantes nos grupos imediato e precoce foram indicadores menos seguros da sobrevivência dos implantes devido a flutuações relativamente aos valores de base.[29]

- **ROBERTO DI FELICE ET AL (2007)** realizaram um estudo in vitro para investigar, em pilares sólidos ITI, os valores de retenção de coroas unitárias fabricadas utilizando uma solução protética alternativa e concluíram que esta solução protética é superior em termos de desempenho retentivo do que a estrutura de gesso convencional. Uma vantagem clínica adicional deste novo método é o seu potencial para proporcionar uma adaptação totalmente passiva. São necessários mais estudos in vitro e in vivo envolvendo restaurações de unidades múltiplas para validar de forma mais geral este conceito protético.[101]

- **RAFAEL JUAN BLANES ET AL (2007)** realizaram um estudo para avaliar a influência do rácio coroa/implante (C/I) e diferentes modalidades de tratamento protético com implantes na perda óssea da crista em torno de implantes dentários colocados na região posterior e concluíram que as restaurações com implantes com rácios C/I entre 2 e 3 podem ser utilizadas com sucesso nas áreas posteriores do maxilar.[100]

- **CHRISTOPHER D. J. EVANS, ET AL (2007)** efectuou um estudo sobre restaurações de implantes unitários não adjacentes concluídas utilizando um protocolo de colocação cirúrgica de implantes imediatos e concluiu que a colocação imediata de implantes requer uma seleção de casos muito cuidadosa e elevados níveis de competência cirúrgica para se obterem resultados estéticos. São necessários estudos prospectivos a longo prazo sobre a estabilidade dos tecidos e os resultados estéticos.[98]

- **DANIEL EDELHOFF ET AL (2007)** realizaram um estudo para definir o impacto do modo de cimentação na longevidade de diferentes tipos de restaurações dentárias unitárias e próteses dentárias fixas (PDP) e concluíram que a principal função da cimentação é estabelecer uma retenção fiável, uma vedação duradoura do espaço entre o dente e a restauração, e proporcionar propriedades ópticas adequadas. Os vários tipos de cimentos utilizados em medicina dentária podem ser divididos principalmente em dois grupos: Cimentos à base de água e cimentos polimerizados. Os cimentos à base de água apresentaram um desempenho clínico satisfatório a longo prazo associado a metal fundido (inlays, onlays, coroas parciais), bem como a FDPs metalo-cerâmicos unitários e FDPs unitários múltiplos com desenhos de preparação macroretentora e ajuste marginal adequado. Os primeiros resultados clínicos a curto prazo com restaurações de cerâmica pura de alta resistência cimentadas com cimentos à base de água também são prometedores. Os cimentos polimerizantes actuais cobrem quase todos os campos dos cimentos à base de água e, além disso, são principalmente indicados para restaurações não retentivas. São capazes de selar completamente o dente, criando a formação de uma camada híbrida. Para além disso, as capacidades adesivas dos cimentos polimerizantes permitem restaurações coladas, promovendo ao mesmo tempo a preservação dos tecidos dentários.[99]

- **IVEN KLINEBERG, ET AL (2007)** realizaram um estudo sobre o desenho oclusal de coroas, próteses removíveis completas (PRC) e parciais (PRP) e reconstruções implanto-suportadas, e se o desenho oclusal influenciava a dieta, a qualidade de vida, o bruxismo e o desgaste, e concluíram que a PRC - Estudos sobre a forma oclusal e as disposições dos dentes, incluindo disposições equilibradas, lingualizadas e monoplanas - a oclusão posterior lingualizada era a preferida. Os primeiros estudos sobre o desenho da PRC foram observacionais como relatos de casos, no entanto, os dados sugerem que a função óptima é alcançada através da modificação da oclusão maxilar, independentemente da oclusão mandibular oposta. PRP - A reabsorção do rebordo edêntulo é específica do paciente, tem uma etiologia multifatorial e não existem dados objectivos que confirmem que os factores mecânicos causam a perda óssea; a gestão da higiene oral é crucial para a saúde a longo prazo.

Estudos sobre DPs de extensão distal confirmaram uma ligação entre a força de mordida e a função mastigatória; a preservação de duas unidades dentárias posteriores funcionais ipsilaterais à extensão distal optimiza a função. Os dados indicam que os factores específicos do paciente, mais do que as caraterísticas específicas do desenho da DP, influenciam os resultados da DP a longo prazo. Superestruturas de implantes - Existem poucas evidências científicas que especifiquem o desenho da oclusão e da superestrutura das próteses fixas para dentes ou implantes. O desenho do esquema oclusal e a forma oclusal evoluíram através da experiência clínica, mas não há provas que indiquem que um determinado desenho seja superior.

COMPLICAÇÃO

Os implantes dentários podem falhar por diferentes razões, com um intervalo que diferencia entre uma falha e uma complicação. Um grau de **complicação** impossível de gerir é considerado um **fracasso.**

Por exemplo, a fratura do parafuso de ligação ou da peça protética é uma complicação e não uma falha, porque pode ser tratada na maioria dos casos.

AS COMPLICAÇÕES DOS IMPLANTES SÃO DIVIDIDAS EM 3 GRUPOS [2]

a. COMPLICAÇÕES DEVIDAS A UMA SELECÇÃO INADEQUADA DOS DOENTES
b. COMPLICAÇÃO CIRÚRGICA
    i. COMPLICAÇÕES INTRA-OPERATÓRIAS
    ii. COMPLICAÇÕES PÓS-OPERATÓRIAS
c. COMPLICAÇÃO PROTÉTICA

a. COMPLICAÇÕES DEVIDAS A UMA SELECÇÃO INADEQUADA DOS DOENTES

Segundo Lanney, em 1986, a seleção crítica dos pacientes e a aplicação crítica dos implantes dentários são os dois pré-requisitos mais importantes para o sucesso do tratamento.

Densidade óssea

A densidade óssea é um fator determinante para o sucesso clínico. As taxas de insucesso clínico mais elevadas foram registadas na maxila posterior.

Linkow, em 1970, classificou a densidade óssea em três categorias.

Classe I: Consiste em trabéculas uniformemente espaçadas com pequenos espaços cancelados

Classe II: Consiste em espaços esponjosos ligeiramente maiores com menor uniformidade do padrão ósseo

Classe III: Existem grandes espaços preenchidos por medula óssea entre as trabéculas ósseas

Em 1988, **Misch** classificou a densidade óssea em

D 1 - Osso cortical denso.

D 2 - Osso cortical espesso, denso a poroso, na crista e osso trabecular grosseiro no interior.

D 3 - Osso cortical poroso fino na crista e osso trabecular fino no interior.

D 4 - Osso trabecular fino.

D 5 - Osso imaturo, não mineralizado

À medida que a densidade óssea diminui, a resistência do osso também diminui e a tensão pode ser reduzida em :

A. Diminuição do comprimento do cantilever

B. Limitar o desenho da mesa oclusal.

C. Implantes mais largos

D. Revestimentos HA

Osso disponível

Como orientação geral, é mantido um erro cirúrgico de 1,5 mm entre o implante e qualquer ponto de referência adjacente. A altura do osso disponível é medida a partir da crista da crista edêntula até ao ponto de referência oposto, como o seio maxilar ou o canal mandibular na região posterior. A região anterior é limitada pelas narinas maxilares ou pelo bordo inferior da mandíbula. Após estimar a altura óssea disponível através de uma radiografia panorâmica, o implante é selecionado em conformidade.

Outro critério é a largura do osso, que é medida entre as placas facial e lingual na crista do local do implante. Os implantes em forma de raiz com um diâmetro de crista de 4,0 mm requerem normalmente mais de 5,0 mm de largura óssea para garantir uma espessura óssea e um fornecimento de sangue suficientes à volta do implante para um sucesso a longo prazo. A colocação de um implante com 10 mm de comprimento em osso da divisão D sem aumento ósseo conduzirá à perfuração de pontos anatómicos ou ao impacto dos nervos, levando à parestesia. Assim, a seleção do implante depois de estimar o osso disponível é uma das formas de reduzir as complicações e o insucesso do implante.[6,28]

Diabetes não controlada.

A diabetes mellitus não afecta diretamente o insucesso dos implantes dentários. Recentemente, foi expresso o consenso de que a colocação de implantes em pacientes com diabetes mellitus metabolicamente controlada não resulta num maior risco de insucesso do que na população em geral, no entanto, um estudo de grupo afirmou que os pacientes com diabetes apresentam mais infecções em feridas limpas do que os pacientes sem diabetes. A responsabilidade pela infeção é provavelmente causada pelo adelgaçamento e fragilidade dos vasos sanguíneos, de modo a alterar o fornecimento de sangue. [39]

Em conclusão, a opinião cirúrgica atual é que os doentes com diabetes bem controlada provavelmente não enfrentam riscos cirúrgicos excessivos, enquanto os doentes com diabetes mal controlada continuam a sofrer frequentemente de insuficiência da ferida. Por conseguinte, os doentes diabéticos mal controlados apresentam problemas de gestão mais difíceis, sendo recomendado o adiamento da cirurgia até se conseguir um melhor controlo.

Fumar

Os estudos demonstraram que um dos principais factores que conduzem ao fracasso dos implantes é o tabagismo. Segundo Bain e Moy, parece provável que o tabagismo prolongado predisponha as pessoas para uma má qualidade óssea, o que afecta diretamente o tempo de vida dos implantes dentários. Também parece provável que a vascularização reduzida do osso seja o mecanismo predominante de insucesso nos fumadores. A maioria dos implantologistas não aceita um fumador para terapia com implantes, a não ser que seja seguido um protocolo rigoroso de cessação antes de iniciar o tratamento nesse doente. Isto resulta numa melhoria do fluxo sanguíneo e do estado geral em poucas semanas. Os fumadores estão duas vezes mais predispostos ao insucesso do que os não fumadores.[39,97,91,47]

Bruxismo

Os hábitos parafuncionais, como o bruxismo e o apertamento, criam complicações mecânicas e biológicas relacionadas com os componentes protéticos, os materiais e o hardware de ancoragem óssea ou o estado de osteointegração. O bruxismo é o ranger não funcional multidirecional dos dentes. O apertamento ocorre numa só direção (verticalmente). O bruxismo é mais agressivo. A atrição aparece normalmente nos bordos incisais dos dentes anteriores. Esta é a causa mais comum de perda óssea do implante ou de falta de fixação rígida durante o primeiro ano após a inserção do implante. As falhas ocorrem com maior frequência na maxila devido à diminuição da densidade óssea e ao aumento da força de momento[85,32,47] . **(Fig. 1)**

O bruxismo manifesta-se normalmente com o afrouxamento do parafuso de ligação devido a uma sobrecarga. As forças envolvidas são superiores aos limites fisiológicos normais de carga mastigatória (até 1000 psi). O bruxismo não representa uma contraindicação para os implantes, mas influencia o planeamento do tratamento. English e Balshi recomendam a colocação de mais implantes, a eliminação de cantilevers e contactos oclusais em excursões laterais, a utilização de um protetor oclusal e a utilização de implantes de diâmetro largo para proporcionar uma maior área de superfície. Mish recomenda o aumento dos intervalos de tempo entre restaurações protéticas para proporcionar uma oportunidade adicional para técnicas de carga óssea progressiva, de modo a produzir osso de suporte de carga à volta dos implantes e um desenho protético que melhore a distribuição do stress ao longo do sistema de implantes.

Má higiene oral

Foi estabelecida uma relação direta entre a acumulação de placa dentária e o aparecimento e progressão da gengivite. Subsequentemente, a placa dentária é um dos principais factores que conduzem ao fracasso do implante. Uma vez que as fibras do tecido conjuntivo supra-ósseo estão orientadas paralelamente à superfície do implante, esta é suscetível à acumulação de placa bacteriana e à entrada de bactérias, ou seja, à perda espontânea do selamento perimucoso e a um aumento do número de espiroquetas que libertam enzimas proteolíticas que dissolvem a fibrina, enzimas do tipo tripsina que perturbam a adesão entre células e produtos finais metabólicos que são citotóxicos para os tecidos gengivais. Para além disso, a natureza da superfície do implante parece influenciar a colonização bacteriana. Isto explicaria as diferentes respostas dos diferentes sistemas de implantes à placa dentária.[39,31,47] **(Fig. 2)**

Recomenda-se que o paciente seja reavaliado frequentemente, de preferência com um intervalo mínimo de 3 meses. Índices periodontais, sangramento à sondagem e avaliação radiográfica devem ser realizados, utilizando-se sondas com pontas plásticas para verificação da profundidade das bolsas. O desbridamento dos tecidos moles deve ser realizado com curetas plásticas e pontas plásticas (quando indicado) para bisturis ultra-sónicos, e devem ser utilizados antimicrobianos tópicos e sistémicos. Por fim, deve ser elaborado um programa de manutenção bem definido.

Periodontite juvenil e rapidamente progressiva

Um estudo efectuado por Gouvossis et al apoia a proposta de que a transmissão de organismos perio odantopáticos de locais de periodontite para locais de implantes na mesma boca é um acontecimento provável. Chama a atenção do clínico para a potencial infeção cruzada dos locais de periodontite para os locais de implante. Além disso, em estudos microbiológicos transversais de locais de implantes falhados, os dados sugerem perfis microbianos semelhantes entre estes locais e os das bolsas de periodontite 39.

Osteoporose

Osteoporose e outras doenças ósseas: A osteoporose pós-menopausa é uma doença esquelética em que se regista uma diminuição da densidade e da massa óssea. É considerada uma contraindicação relativa para implantes osseointegrados, causada pela diminuição da densidade óssea, que afecta negativa e substancialmente o contacto implante-osso .[47]

Fujimoto et al. sugeriram um período de cicatrização mais longo, oxigenoterapia hiperbárica e tratamento terapêutico para a osteoporose. Além disso, a utilização de implantes revestidos com hidroxiapatite (HA) ajudaria a aumentar a área de superfície de contacto implante-osso com uma ligação bioquímica ao osso em vez de uma ligação mecânica. O aumento do número de implantes para suportar a prótese também é considerado um fator que contribui para uma melhor distribuição da carga.

Além disso, a maioria das outras doenças ósseas é caracterizada por uma arquitetura óssea anormal, ou seja, proliferação do estroma de tecido conjuntivo fibroso, reabsorção grave ou radiolucências/opacidades difusas (aspeto de algodão) e fracturas espontâneas, como na doença de Paget. Estas caraterísticas são totalmente contra-indicadas para a terapia com implantes, tal como a displasia fibrosa, na qual o tecido conjuntivo fibroso substitui o osso normal, impossibilitando a fixação inicial e a estabilidade do implante.

COMPLICAÇÃO CIRÚRGICA

COMPLICAÇÃO INTRA-OPERATÓRIA

Hemorragia

A hemorragia pode resultar da dissecção de tecidos moles e da cirurgia intra-óssea. A hemorragia causada pela dissecção de tecidos moles pode ser controlada aplicando pressão durante 5-10 minutos e, no caso da cirurgia intra-óssea, é controlada forçando cera óssea esterilizada no local da hemorragia. A colocação do próprio implante na osteotomia final preparada faz cessar a hemorragia.

Lesão do nervo alveolar inferior

Quando um instrumento ou o implante entra em contacto com o nervo, o doente tem uma sensação de dor, mesmo sob anestesia. A instalação do implante deve ser adiada e deve ser colocado um implante mais curto numa data posterior (Figura 3).

Lesão do nervo lingual

A lesão do nervo lingual leva à perda de sensibilidade nos dois terços anteriores da língua. Isto pode ser prevenido evitando qualquer tipo de incisão de libertação na direção lingual. As incisões devem ser sempre em crista, com incisões de libertação vestibular. Os retalhos do lado lingual devem ser elevados cuidadosamente, em contacto estreito com o osso.

Abertura dos seios nasais ou maxilares

Após a conclusão da preparação do leito do implante, este deve ser cuidadosamente sondado, para identificar qualquer possível perfuração. Se for detectado um trato oro-antral ou oro-nasal, devem ser imediatamente tiradas radiografias. Se a perfuração for menor, é colocado um implante mais curto e o doente é completamente informado, sendo-lhe prescrita uma cobertura antibiótica. (figura 4) .

Broca partida

Ocorre quando a broca se prende ao osso e é feito um esforço para a remover, mexendo na haste da peça de mão. Isto pode ser evitado segurando a peça de mão por baixo da sua cabeça no ponto de emissão da broca com o polegar e o dedo indicador e pressionando os dedos em conjunto. A broca é apertada entre a cabeça e o osso, e forçada verticalmente para cima e para fora do osso num movimento sem influência de torque.

Se uma broca for partida durante o procedimento, é tirada uma radiografia e, normalmente, a broca partida está profundamente na osteotomia, pelo que o doente é informado e não devem ser feitas tentativas agressivas para remover a broca e, se a broca não estiver numa localização crítica, é melhor deixá-la intacta.

Deglutição acidental

Muitos dos componentes dos implantes são pequenos e, quando cobertos de saliva, escapam à pega do médico e caem na orofaringe. Se tal acontecer, o doente deve ser colocado imediatamente com a cabeça para baixo para recuperar o componente perdido e, se tal não for possível, deve ser transportado com a cabeça para baixo para o hospital para ser submetido a um exame endoscópico. Pode ser evitado através da utilização de chaves de parafusos manuais e instrumentos semelhantes equipados com um fio dentário de segurança (com um comprimento mínimo de 10 cm). É necessária uma equipa médica especialmente treinada para a remoção endoscópica não invasiva de componentes de grandes dimensões.

Placas corticais fracturadas

Se o periósteo estiver ligado à placa cortical, o prognóstico é bom, mas se o fragmento se soltar, pode ser colocado de novo em posição, mas o prognóstico é reservado (Figura 6).

COMPLICAÇÃO PÓS-OPERATÓRIA

Hematoma

Pode ser prevenida através de um controlo adequado da hemorragia intra-operatória, de uma compressão pós-operatória cuidadosa dos retalhos da mucosa que cobrem os implantes e da aplicação imediata de compressas frias. Em caso de hematoma extenso, são prescritos antibióticos para evitar uma infeção secundária.

(Fig. 7)

Abertura da linha de incisão

É a complicação pós-operatória mais comum. Se o desenho da prótese provisória removível for

A incisão pode ser corrigida e o doente é instruído a enxaguar 2-3 vezes por dia com clorexidina e a desbridar suavemente a linha de incisão com uma escova macia. Em poucos dias ou semanas, o tecido mole granulará na abertura, mas a ressutura é contra-indicada.

Dor crónica

O implante colocado perto do canal mandibular pode causar irritação do nervo alveolar inferior. Estes doentes podem sentir dor crónica e, mesmo nas fases avançadas da peri-implantite, o nervo alveolar inferior pode ser afetado. Nestes casos, são prescritos antibióticos, seguidos da remoção do implante logo que os sintomas agudos diminuam.

Radiolucências

Se, ao exame pós-operatório de 4 ou 8 semanas, as radiografias mostrarem radiolucência peri-implantar, a osseointegração não ocorrerá. O doente é informado e o implante deve ser removido .[10]

Infeção

Caracteriza-se clinicamente por dor, inchaço e exsudado supurativo da ferida. Nestes casos, são removidas 1 ou 2 suturas para drenagem do pus e, se o doente tiver febre, é indicado um regime de antibióticos.

Exposição a implantes

A exposição do implante pode ocorrer devido à sutura dos retalhos sob tensão e à pressão da prótese suportada por tecidos moles. Nestes casos, a ferida é deixada aberta e a prótese é modificada de modo a não exercer força na área de exposição do implante e o doente é instruído a utilizar um aplicador com ponta de algodão seco para a manter livre de material alba.

Mobilidade dos implantes

As diferentes causas da mobilidade do implante podem ser necrose óssea, movimento do implante e infeção. Nestes casos, o doente deve ser informado da situação e o implante deve ser removido para evitar danos adicionais. (Figura 8)

COMPLICAÇÃO PROTÉTICA[20,107]

Afrouxamento e fratura de parafusos
Aplicação de binário inadequado
Extensão do cantilever
Interface imprecisa da estrutura do pilar
Fratura de implante
Complicação estética

Fratura da estrutura
Localização desfavorável do implante e orientação do eixo

Todas as complicações protéticas serão discutidas em pormenor nas falhas biomecânicas dos implantes.

FALHA DO IMPLANTE

Os implantes dentários podem falhar por diferentes razões, com uma gama que diferencia entre uma falha e uma complicação. A definição de Esposito et al sobre falhas de implantes inclui falhas biológicas (relacionadas com processos biológicos) e falhas mecânicas do componente (incluindo fracturas de implantes, revestimentos, parafusos de ligação e próteses, fracturas dos parafusos de ligação do implante e da prótese.

CAUSAS DE FRACASSO DOS IMPLANTES

De acordo com P Deem, Lisa et al são

As principais razões conhecidas para o fracasso dos implantes dentários após a osseointegração e a carga são as etiologias biomecânica e microbiológica

Juntamente com a redução da crista alveolar, o padrão de reabsorção do osso alveolar da arcada maxilar ocorre numa direção facio-lingual, enquanto que na mandíbula ocorre o inverso.

A presença de condições funcionais, diretas ou indirectas, é reconhecida como uma razão para a não manutenção da osteointegração. Uma condição funcional direta é quando o implante está restaurado e em oclusão, enquanto uma condição funcional indireta é quando o implante ainda está submerso sob o mucoperiósteo que é carregado por uma prótese removível.

A sobrecarga transmucosa através de próteses removíveis suportadas por tecidos causa falhas tardias após alguns meses de cicatrização. Isto ocorre em combinação com uma crista alveolar fina, implantes instalados superficialmente sob uma mucosa fina e um implante posicionado bucalmente.

A microbiota que coloniza os implantes dentários é semelhante à que coloniza os dentes na saúde e na doença.
A transmissão hematogénea de organismos microbianos que inibem o periodonto doente pode constituir uma via possível para a infeção do local do implante.
Os dentes tratados endodonticamente, clinicamente sintomáticos ou peri apicalmente envolvidos, adjacentes aos implantes, podem causar o seu fracasso.
Foi relatado que dentes tratados endodonticamente assintomáticos, sem evidência clínica ou radiográfica de patologia, podem causar uma potencial contaminação microbiana, resultando no fracasso do implante adjacente.
A idade do doente, os hábitos tabágicos, os cuidados domiciliários, a falta de cumprimento e os factores endógenos podem contribuir para a quebra da osteointegração.

SINAIS DE AVISO DE FRACASSO DO IMPLANTE

Desaperto do parafuso de ligação
Fratura do parafuso de ligação
Hemorragia e aumento da gengiva
Exsudados purulentos de grandes bolsas
Dor (pouco frequente)
Fratura do componente protético

Perda óssea angular registada radio graficamente
Infeção de longa duração e descamação dos tecidos moles durante o período de cicatrização da cirurgia de primeira fase.

CLASSIFICAÇÃO DAS FALHAS DE IMPLANTES

Meffert[96] propôs uma classificação das falhas que inclui

Doente,

Falhar, e

Implantes falhados.

Os implantes doentes são aqueles que apresentam uma perda óssea radiográfica sem sinais inflamatórios ou mobilidade. Estes implantes não apresentam qualquer indicação de fracasso, mas com a progressão da perda óssea, podem estar em maior risco de fracasso.

Os implantes falhados são caracterizados por uma perda óssea progressiva, sinais de inflamação e ausência de mobilidade. Estes implantes encontram-se normalmente num estado reversível (ou seja, a condição pode ser tratada). Por conseguinte, é necessário determinar e eliminar o(s) fator(es) etiológico(s) que causa(m) esta situação.

Os implantes falhados são aqueles que apresentam uma perda óssea progressiva com mobilidade clínica e que não estão a funcionar no sentido pretendido. Os implantes falhados estão normalmente encapsulados numa cápsula fibrosa. Radiograficamente, os implantes falhados são caracterizados por radiolucência difusa à sua volta, o que indica um encapsulamento de tecido mole)

Sobrevivente é um termo descrito por Albrektsson que se aplica a implantes que ainda estão a funcionar, mas que não foram testados em relação a critérios de sucesso. Considera-se que um implante deste tipo se encontra numa posição intermédia entre os implantes bem sucedidos e os implantes fracassados até à avaliação adequada, que é necessária para determinar se precisa de ser tratado.

DE ACORDO COM A IMPLANTOLOGIA DENTÁRIA[96]

A falha dos implantes dentários está dividida em sete grupos.

1. Primeiro grupo - Factores etiológicos.
   a. Factores do hospedeiro
   b. Colocação cirúrgica
   c. Seleção de implantes
   d. Problemas de restauração.
2. Segundo grupo - Momento da ocorrência.
3. Terceiro Grupo - Origem.
4. Quarto Grupo - Condição de fracasso.
   a) Doente
   b) Falha
   c) Implantes falhados por análise radiográfica.
5. Quinto grupo - O pessoal responsável inclui o dentista geral, o cirurgião, o protésico, o periodontista, o higienista dentário, o técnico de laboratório e até o doente.
6. Sexto grupo - Modo de falha.
7. Sétimo grupo-Tecidos envolvidos.

As falhas de implantes orais foram classificadas de acordo com o CONCEITO DE OSTEOINTEGRAÇÃO.

Esposito et al. classificaram o insucesso de acordo com critérios cronológicos:

1. Falhas precoces ou primárias, antes da carga, em que o implante não consegue estabelecer a osseointegração
2. Falha tardia ou secundária, após a carga, em que o implante não

consegue manter a osseointegração alcançada.

No entanto, esta classificação não considera a incapacidade de um implante manter a osseointegração alcançada enquanto ainda está submerso sob o mucoperiósteo antes da carga. Por conseguinte, deve ser acrescentada aos critérios de Esposito uma categoria adicional de classificação cronológica para a falha do implante com base nos critérios de osseointegração. A classificação proposta é a seguinte

1. Falha na implante fixação para alcançar osseointegração.
2. Falha do implante luminária para *manter* osseointegração antes da restauração secundário cirurgia, ou carga.
3. Falha do implante após a carga.

AS FALHAS DE IMPLANTES SÃO CLASSIFICADAS EM 4 GRUPOS de acordo com a revista dentária britânica [96]

1. **As FALHAS DEVIDAS À PERDA DE INTEGRAÇÃO incluem**
    a. falta de estabilização inicial
    b. estética inaceitável
    c. problemas funcionais
    d. problemas psicológicos
    e. seleção de implantes
2. **As FALHAS POSICIONAIS incluem**
    a. espaço mínimo entre os implantes:
    b. colocação do implante em locais de enxertos ósseos imaturos:
    c. comprimento do implante
    d. largura do implante
    e. número de implantes

3. **As falhas dos tecidos moles incluem**
   a. Cicatrização prejudicada e infeção devido a um desenho incorreto do retalho ou outros:
   b. Origem da infeção
   c. Peri-implantite retrógrada
4. **As FALHAS BIOMECÂNICAS incluem**
   a. Sobreaquecer o osso e exercer demasiada pressão:
   b. Contaminação do implante antes da inserção:
   c. Conceção incorrecta do implante:
   d. Problemas de restauração, tais como
      i. Excesso de cantilever
      ii. Pilares de cais
      iii. Sem ajuste passivo
      iv. Encaixe incorreto do pilar
      v. Conceção incorrecta da prótese
      vi. Esquema oclusal incorreto
      vii. Momentos de flexão
      viii. Ligar os implantes à dentição natural
      ix. Carregamento prematuro
      x. Binário de aperto excessivo

FALHA DEVIDO A PERDA DE INTEGRAÇÃO

Falta de estabilização inicial

A osteointegração é definida como um contacto direto estabelecido entre o osso normal remodelado e uma superfície de implante sem a interposição de tecido não ósseo ou conjuntivo. (**Fig. 9**)

A utilização de força excessiva para desbloquear uma broca bloqueada durante a preparação do local, o posicionamento incorreto da mão do cirurgião durante a perfuração ou rosca, a má qualidade do osso e a utilização de apoio para os dedos durante a preparação da osteotomia são factores que podem levar a uma osteotomia demasiado grande. Adell et al propuseram que a osteointegração pode ser perdida devido a trauma cirúrgico, perfuração através do mucoperiósteo de cobertura durante a cicatrização ou sobrecarga repetida com microfracturas do osso perifixtural em fases iniciais. A perda de osseointegração pode ocorrer durante as fases iniciais do tratamento devido à incapacidade de mineralização da interface osso-tecido, que pode resultar de trauma cirúrgico, carga prematura, infeção e contaminação da superfície.

Além disso, Carter e Giori propuseram uma correlação entre a estabilidade do implante e a tensão de oxigénio. Este conceito afirma que, com a diminuição da tensão de oxigénio, ocorre uma mudança no potencial osteogénico da formação de osso para cartilagem ou de osso para fibrocartilagem, enquanto a perda de osteointegração que ocorre mais tarde durante o curso do tratamento pode ser o resultado de sobrecarga ou infeção.

Estes factores podem conduzir a lesões das células ósseas com subsequente necrose e a uma preparação elíptica do local com subsequente encapsulamento dos tecidos moles em torno do corpo do implante.

O implante que perdeu a sua integração óssea caracteriza-se por ser móvel e fácil de remover com um movimento de contra-torque. Radiograficamente, observa-se uma zona radiolúcida fina à volta do acessório e uma camada fina de tecido mole (com a forma da superfície do acessório) após a remoção do acessório. Esta camada pode ser removida como o revestimento de um quisto.

Não existem dados registados suficientes sobre o tamanho do espaço entre o implante e o osso que poderia levar ao fracasso. Uma vez que o tamanho do espaço (que pode ser colmatado entre o implante e o osso) não é definitivo, um ligeiro sobredimensionamento da oseotomia pode não constituir um problema grave. Numa investigação experimental realizada por Ivanoff et al, os espaços na ordem dos 0,25 mm à volta dos implantes CPTi cicatrizaram, mas com menos contacto ósseo do que os controlos. Quando o tamanho do espaço foi aumentado (0,7 mm - 1,7 mm), verificou-se a formação de uma fina camada de tecido mole à volta do implante. Know et al. demonstraram que os gaps entre 0,75 mm e 1 mm foram colmatados à volta de implantes revestidos com HA. Além disso, Soballe et al mostraram resultados semelhantes, mesmo na presença de osso osteogénico.

Os factores endógenos locais, que foram previamente identificados, são a qualidade do osso maxilar (Lekholm & Zarb 1985), e o tabagismo (Bain & Moy 1993; Bain 1996). Vários estudos documentam a influência da qualidade do osso no sucesso dos implantes (Engquist et al. 1988; Friberg et al. 1991). A qualidade do osso foi classificada em quatro categorias (Lekholm & Zarb 1985), dependendo do grau de corticalização. Elevadas percentagens de insucessos de implantes ocorrem principalmente em osso do tipo quatro (pouco osso cortical combinado com osso esponjoso menos mineralizado e espaços trabeculares maiores) (Friberg et al. 1991 ; Jaffin & Berman 1991). De facto, este tipo de osso, devido às suas caraterísticas biomecânicas, muitas vezes não fornece ao implante a estabilidade primária adequada, indispensável para uma boa formação do contacto osso-implante (Ivanoff et al. 1996). Este facto foi confirmado no presente estudo. O género e a idade dos pacientes não tiveram influência na ocorrência de falhas precoces.

O domínio das competências cirúrgicas, a aderência adequada da broca e a utilização de brocas afiadas são factores que devem conduzir a uma preparação precisa do local. Isto melhora a taxa de excesso da terapia com implantes, optimizando o contacto do implante com o osso.

Estética inaceitável

Um implante com uma osteointegração e biointegração bem sucedidas pode, ainda assim, ser um fracasso se a prótese final não proporcionar a estética ideal necessária. A não obtenção de uma estética adequada pode dever-se a várias razões, algumas das quais não são tratáveis. O resultado estético de uma restauração suportada por implantes é afetado por quatro factores principais: (1) colocação do implante, (2) gestão dos tecidos moles, (3) considerações sobre o enxerto ósseo e (4) considerações protéticas. (Figura 5 e 10)

Um dos factores mais críticos para alcançar uma estética óptima na região anterior é a diferença dimensional entre a cabeça do implante e a secção transversal cervical dos dentes naturais. Por conseguinte, a colocação incorrecta do implante (ou seja, não permitir espaço suficiente para a transição entre a secção transversal da cabeça do implante e a secção transversal cervical do dente natural) e a gestão incorrecta dos tecidos moles em redor do implante (levando à ausência de contornos gengivais normais) resultarão num fracasso dramático que não pode ser tratado.

Outro fator importante na obtenção da estética é o contorno do rebordo no qual o implante é colocado. As considerações relativas ao enxerto ósseo devem ser aplicadas em conformidade, ou aparecerão irregularidades no rebordo após o tratamento protético, começando com covinhas e terminando em grandes defeitos. Finalmente, o facto de o protésico não conseguir reproduzir a dentição natural do doente na prótese final pode resultar num aspeto não natural.

A identificação de potenciais áreas com problemas estéticos antes da instalação do acessório (implante) permite frequentemente um planeamento alternativo e elimina a necessidade de um tratamento mais complexo ou de um retratamento numa data posterior. Além disso, o fabrico de um protótipo pré-operatório é necessário porque fornece informações úteis sobre a prótese final e facilita o posicionamento correto do implante.

Problemas funcionais

A eficiência mastigatória de uma restauração suportada por implantes pode ser afetada por vários factores. Se a prótese implanto-suportada não cumprir essa função, considera-se que falhou devido a uma falha de função. A função adequada dos implantes depende de dois tipos principais de factores, relacionados com a ancoragem e relacionados com a prótese. Os factores relacionados com a ancoragem comprometem a osseointegração e a altura óssea marginal. Por conseguinte, os factores que afectam negativamente a osteointegração (como mencionado anteriormente) conduzirão inevitavelmente à falha de função, uma vez que se perde o suporte principal do implante. A altura do osso marginal também é importante para a sobrevivência funcional do implante. Pode ser afetada pela distribuição do stress e pela barreira de tecidos moles. O tecido mole à volta do implante é fundamental. Forma um selo biológico à volta do implante, protegendo o osso de suporte da invasão bacteriana. Além disso, a tensão que incide sobre o implante e a sua dissipação no osso circundante afectam o nível do osso peri-fixtural e podem ser destrutivas se caírem numa direção fora do eixo devido a uma colocação inadequada. [107]

Os factores relacionados com a prótese, para além de afectarem a função da prótese integrada em tecido, podem ter um efeito no sistema de suporte do próprio implante. Os factores relacionados com a prótese resultam principalmente de um desenho protético inadequado. Uma prótese que esteja em hipofunção resultará numa função mastigatória inadequada devido à trituração incorrecta dos alimentos. Um esquema oclusal incorreto resultará numa distribuição incorrecta da carga do implante, resultando em sobrecarga. Uma dimensão vertical incorretamente restaurada provocará perturbações na articulação da ATM, para além de uma incapacidade de mastigar os alimentos e problemas de fala. O impacto da prótese no espaço da língua resultaria em mordedura da língua e consequente ulceração da mesma. A retenção inadequada de uma prótese removível devido a uma falha dos componentes de retenção pode afetar a função mastigatória.

Problemas psicológicos

Devido às possíveis elevadas expectativas do paciente relativamente à estética, alguns pacientes acreditam que os implantes dentários são uma réplica dos dentes naturais (como se lhes dessem um novo dente natural). Se estas expectativas não forem satisfeitas, o paciente pode ficar deprimido (por exemplo, devido à exposição transmucosa do metal ou a coroas longas). A não satisfação das expectativas do paciente e a não aceitação e satisfação do paciente com o tratamento serão definitivamente consideradas parte do fracasso.

Devem ser utilizadas ferramentas educativas (por exemplo, diapositivos, radiografias, modelos, fotografias, casos reais e imagens de computador) antes da cirurgia para dar ao doente uma imagem do seu aspeto após o tratamento.

Seleção de implantes

A tecnologia moderna proporcionou aos cirurgiões dentários e implantologistas uma variedade de sistemas e desenhos de implantes. Este facto permitiu aos cirurgiões utilizar os implantes em todos os tipos de osso e em todas as localizações da arcada com uma taxa de insucesso mínima, desde que sejam feitas as escolhas corretas para melhor se adaptarem ao futuro local do implante. Antes da colocação do implante, devem ser avaliadas considerações qualitativas e quantitativas do osso. A qualidade do osso que suporta o implante é importante para o sucesso a longo prazo. A quantidade de osso disponível e a posição das estruturas anatómicas definem, em última análise, os desenhos do implante a utilizar e a sua localização na arcada. [52,62]

Em sítios de rotina de qualidade tipo I e tipo II, o médico pode utilizar confortavelmente produtos de Ti sem a necessidade do risco adicional ou do risco potencial dos produtos de HA. No entanto, existe uma área significativa em que os implantes revestidos com HA parecem superar significativamente os produtos de Ti, nomeadamente o osso tipo III e tipo IV. Isto deve-se ao facto de vários autores terem referido que a formação e a maturação óssea ocorrem a um ritmo mais rápido e em períodos mais precoces em implantes revestidos com HA do que em implantes não revestidos. Um sistema revestido com HA desenvolveu uma média de cinco a oito vezes a força interfacial média de um sistema de titânio não revestido e com superfície de grão num estudo de 10 a 32 semanas. Os implantes revestidos com HA têm 66,3% das suas superfícies diretamente em contacto com o osso, ao passo que os implantes de titânio com superfície de grão têm apenas 50,2% das suas superfícies em contacto com o osso.

Os implantes de titânio raramente são colocados mais distalmente do que o local do segundo pré-molar devido à fraca qualidade do osso frequentemente encontrado no maxilar. Este facto é ainda mais enfatizado num estudo que avaliou as taxas de sucesso e insucesso de implantes de parafuso metálico, em que apenas 38% dos implantes colocados em osso tipo IV foram bem sucedidos.

Parece clinicamente significativo que as falhas precoces ocorram principalmente devido à falta de integração com os sistemas de parafuso de Ti. Num estudo realizado por Weinlaender et al., verificou-se que, através de uma comparação entre implantes de Ti não revestidos com parafuso e cilíndricos, o desenho do parafuso tinha um maior contacto de superfície com o mesmo comprimento total do implante, enquanto os implantes HA tinham uma maior percentagem de osso ao longo do seu comprimento do que ambos os implantes Ti. Por conseguinte, o implante tipo parafuso de titânio foi recomendado na mandíbula anterior quando a profundidade excedia os 12 mm e a camada cortical era espessa e densa. O parafuso revestido a HA foi recomendado na maxila anterior e na mandíbula posterior quando a profundidade óssea excedia os 10 mm e quando a camada cortical era mais fina e a esponjosa menos densa (osso tipo 2 ou 3, ou D2 ou D3). O cilindro revestido a HA foi recomendado no maxilar posterior, ou quando a camada cortical era muito fina, com osso de baixa densidade (tipo 4 de D_4).

Outro ponto relativo a "onde colocar o quê?" é que a colocação de implantes auto-roscantes é recomendada na mandíbula anterior (ou seja, osso D1) para evitar o aumento do trauma e a geração de calor produzidos pela perfuração do osso, ou seja, ao utilizar um dispositivo auto-roscante, reduz-se uma etapa de perfuração. No entanto, Tanaka et al afirmaram que a colocação do implante auto-roscante é indicada para osso mole, como no maxilar, com base no pressuposto de que os implantes auto-roscantes poderiam infligir trauma cirúrgico em osso mais denso.

Num estudo realizado por Lauc et al[50] para determinar se existiam diferenças nas taxas de sucesso dos implantes cilíndricos colocados em diferentes áreas, tanto na maxila como na mandíbula, o posicionamento dos implantes tem um papel importante no planeamento da terapia com implantes e esse fator importante para a compensação de forças não é apenas a densidade óssea circundante, mas também a região do maxilar onde os implantes são colocados.

Num estudo realizado por Mario Roccuzzo, et al. para comparar os implantes jacteados com areia e gravados com ácido (SLA) com implantes pulverizados com plasma de titânio (TPS) em condições de carga com locais edêntulos bilaterais comparáveis e sem discrepâncias na dentição oposta, concluiu-se que os implantes SLA são adequados para carga precoce às 6 semanas. Ocasionalmente, pode verificar-se uma rotação limitada do implante, mas, se for corretamente tratada, não produz qualquer efeito prejudicial no resultado clínico.

Num estudo realizado por Marc Quirynen et al para comparar a perda óssea marginal à volta dos dentes e dos implantes durante 5 anos (de 3 a 11 anos) após o primeiro ano de remodelação óssea. Todos os pacientes tinham sido reabilitados através de implantes de titânio cp em forma de parafuso com uma superfície maquinada (Brânemark systemA). Durante o intervalo de observação de 5 anos, foram recolhidos parâmetros periodontais (perda óssea marginal e de inserção, esta última apenas para os dentes), juntamente com dados sobre factores de confusão (tabagismo, higiene oral, perda de dentes). A perda óssea marginal foi medida através de radiografias intra-orais de cone longo e concluiu-se que a taxa de perda óssea em torno de implantes de titânio cp em forma de parafuso com uma superfície maquinada (implantes Brânemark systemA) não foi influenciada pela taxa de progressão da destruição periodontal em torno dos restantes dentes do mesmo maxilar.

Num estudo realizado por Regina Merickse et al para avaliar o resultado clínico e radiográfico de implantes de cilindro oco que foram inseridos durante o período

no período de 1978-1987 em pacientes parcial e completamente desdentados para suportar overdentures, próteses parciais fixas e coroas unitárias e concluiu que com a geração inicial de implantes ITI de cilindro oco podem ser alcançados resultados favoráveis a longo prazo.

Em conclusão, faltam estudos definitivos que documentem as respostas diferenciais, mesmo para as diferenças de design mais fundamentais: titânio roscado versus titânio não revestido. É necessário um estudo cuidadosamente controlado em que as propriedades biomecânicas possam ser comparadas com a resposta histológica resultante das diferenças básicas no desenho do implante.

FALHA DE POSICIONAMENTO

Espaço mínimo entre implantes

A maioria dos fabricantes de implantes recomenda um espaço de 4 mm a 7 mm entre os implantes vizinhos para permitir um espaço biológico suficiente para evitar a necrose que pode ocorrer devido a uma diminuição do fornecimento de sangue. Além disso, um espaço suficiente entre os implantes mantém um protocolo de higiene correto (**Fig. 12**).

Meffert (comunicação pessoal, 1998) propôs que o espaço mínimo entre um implante e um dente natural vizinho não deve ser inferior a 3 mm, para evitar o comprometimento do fornecimento de sangue ao ligamento periodontal, enquanto o espaço mínimo entre dois implantes adjacentes deve variar entre 3 mm e 7 mm e não deve ser inferior a 5 mm, para evitar o sobreaquecimento com a subsequente morte das células ósseas. No entanto, no osso esponjoso (tipo III e IV), este movimento pode ser tão pequeno como 3 mm, devido à natureza do osso esponjoso, que não estará sujeito ao perigo de sobreaquecimento tanto como o osso tipo I (R. Meffert, comunicação pessoal, 1998).[99]

Colocação do implante em locais de enxerto ósseo imaturo

Pensa-se que uma das causas mais comuns de fracasso dos implantes relacionados com a prótese é a carga demasiado rápida das próteses suportadas por implantes. O problema com a colocação de implantes em osso enxertado é a calendarização; ou seja, se o implante for carregado antes de o osso circundante amadurecer, passando de osso tecido para osso lamelar, a incidência de falhas é muito maior devido à natureza do osso tecido. (**Fig. 13**) O osso tecido é o tipo de osso mais rápido e o primeiro a formar-se à volta da interface do implante. Está apenas parcialmente mineralizado e demonstra uma estrutura desorganizada incapaz de suportar tensões à escala real. Por outro lado, o osso lamelar é ideal para o suporte protético de implantes. O período de espera é obrigatório para a sobrevivência do implante nos casos de sítios de osso enxertado (de 6-9 meses). **(Fig. 23)**

Qualquer tentativa de colocar este implante em função antes do tempo previsto significa que o osso tecido seria carregado. Isto afecta negativamente a sobrevivência do implante. Por outro lado, existe uma correlação entre a quantidade de osso que entra em contacto com o implante e a capacidade de serviço do implante a longo prazo, o que explicaria o período de espera. Keller et al relataram uma sobrevivência de 85% dos implantes colocados em osso enxertado, enquanto outros relataram uma sobrevivência de 77%. A colocação de um implante em osso enxertado imaturo não proporcionará ao implantologista um contacto íntimo entre o implante e o osso, o que é essencial para que o implante resista ao torque aplicado. Colocando o implante em osso fresco maduro, obtém-se o máximo contacto implante-osso.[44,55,54,83]

Comprimento do implante

Existe uma grande variedade de comprimentos de implantes numa gama entre 7 mm e 20 mm, sendo que os mais utilizados se situam na gama entre 10 mm e 16 mm, tal como proposto por Misch. Normalmente, o comprimento do implante é preconizado pela quantidade de altura óssea disponível. A taxa de sucesso é proporcional ao comprimento do implante e à quantidade e qualidade do osso disponível. É expetável que a taxa de insucesso aumente proporcionalmente à medida que a profundidade do osso diminui para menos de 10 mm. [42]

O sucesso a longo prazo do implante depende da quantidade de contacto osso-implante. Por conseguinte, a colocação de um implante curto onde o osso permite um comprimento maior (ou seja, um implante de 8 mm num rebordo de 12 mm), resultaria numa maior concentração de tensão, levando à falha subsequente do implante. Isto é apoiado pelos resultados de Block et al, que sugerem que os implantes mais curtos, que têm menos contacto com o osso e fornecem menos suporte mecânico, são perdidos com mais frequência quando comparados com implantes mais longos.

A relação coroa/implante afecta a aparência da prótese final, bem como a quantidade de momento de força sobre o implante e a crista óssea circundante. Quanto maior for o rácio coroa/implante, maior será a quantidade de força com qualquer força lateral. Isto significa que o implante com uma relação coroa/implante desfavorável será mais influenciado pelas forças laterais. Por conseguinte, deve ser utilizado o comprimento máximo do implante para obter a maior estabilidade da prótese sobrejacente.

A utilização da maior altura de osso disponível é mais importante no osso D4 do que em qualquer outro tipo de osso. Um bom exemplo é o maxilar posterior, onde muitas vezes não existe altura óssea suficiente para obter o contacto ósseo do implante. Por conseguinte, a elevação do seio e o aumento subantral são frequentemente indicados para melhorar significativamente a área de superfície de contacto, ultrapassando o problema da altura óssea reduzida.

Largura do implante

A largura do implante (especialmente na área da interface) é considerada um fator que contribui para o sucesso ou insucesso. Misch afirmou que o principal critério que afecta a sobrevivência a longo prazo dos implantes endósteos é a largura do osso disponível. Foi recomendado que, para a previsibilidade a longo prazo do implante dentário, é obrigatório ter pelo menos 1 mm de osso a rodear o acessório, por via labial e lingual, uma vez que mantém uma espessura óssea e um fornecimento de sangue suficientes. Rangert et al afirmaram que um implante de 4 mm tem uma resistência à fadiga que é aproximadamente 30% superior à do implante de 3,75 mm.[81,78]

A colocação de um implante estreito num rebordo largo, especialmente na área posterior, é um fator comprometedor para o sucesso a longo prazo, porque o desenho de menor diâmetro tem maiores tensões na crista que aumentam em direção à parte posterior. O diâmetro do implante deve ser corretamente selecionado na fase pré-operatória, de acordo com a largura óssea disponível, os requisitos estéticos, a análise da carga e das tensões, os dentes naturais adjacentes e o espaço disponível na arcada.

A utilização de um implante largo num rebordo estreito resulta em deiscência labial ou lingual que deixa o implante afetado pelas tensões de cisalhamento prejudiciais. Em geral, é aconselhável utilizar um implante de grande diâmetro de acordo com a largura óssea disponível, uma vez que oferece uma maior área de superfície, maior envolvimento mecânico do osso cortical e rigidez inicial.

Número de implantes

A maioria dos autores concorda que um grande número de implantes para suportar a prótese é um fator importante que reduz a falha do implante. Misch afirmou que a utilização de um maior número de implantes diminui o número de pônticos e a mecânica associada e as tensões na prótese, e dissipa as tensões de forma mais eficaz para a estrutura óssea (especialmente na crista). Também aumenta a interface osso-implante e melhora a capacidade da restauração fixa para suportar forças. (**Fig. 14**)

Contrariamente a isto, Smith et al correlacionaram o aumento do número de implantes com a elevada taxa de insucesso causada pela contaminação da ferida que pode ocorrer devido ao longo tempo de cirurgia. Davidoff sugeriu o número de implantes que devem ser utilizados para suportar uma determinada restauração e concluiu uma lista de verificação que pode ajudar a decidir o número de implantes necessários para suportar uma restauração fixa em pacientes parcialmente edêntulos. Baseou a sua seleção no volume e densidade óssea, na oclusão e na dentição oposta, na propriocepção disponível e na área e distribuição da superfície do implante.

English explicou que a área máxima da superfície óssea e a densidade óssea são requisitos para a resistência a longo prazo à sobrecarga oclusal. Como explicou, a diferença entre as raízes dos dentes naturais e os implantes na anatomia comparativa conclui que o aumento da área de superfície através do aumento do número de implantes é um objetivo primordial para alcançar o sucesso a longo prazo do implante dentário.

FALHAS NOS TECIDOS MOLES

Cicatrização prejudicada e infeção devido ao desenho inadequado do retalho ou outros

A cicatrização é uma das considerações básicas em cirurgia. Um problema com a cirurgia de implantes dentários é que a maioria dos dispositivos de implantes é inserida num campo contaminado, ou seja, a cavidade oral. A conceção incorrecta do retalho pode levar a uma infeção precoce no local do implante, o que comprometeria o estado do implante. Esposito et al afirmaram que os sinais clínicos de infeção observados durante o período pós-operatório submerso podem levar a um risco acrescido de fracasso do implante. Além disso, as condições sistémicas como a diabetes mellitus, a anemia, a uremia e a iterícia desempenham um papel importante na diminuição da cicatrização das feridas.

Num estudo que demonstra qual a incisão, crestal ou vestibular, mais adequada para o acesso aquando da colocação de implantes dentários. Hunt estudou o efeito do desenho do retalho na cicatrização e na osteointegração de implantes dentários. Concluiu que não existe um desenho de retalho único que pareça ótimo para a cirurgia de implantes. Recomendou que os procedimentos cirúrgicos básicos, o desenho do retalho, o fornecimento de sangue, a visibilidade, o acesso e o encerramento primário são os factores que devem ser considerados na colocação de implantes. [39]

De acordo com a origem da infeção

A invasão bacteriana dos tecidos peri-implantares resulta em alterações inflamatórias dos tecidos moles e numa rápida perda óssea. Esta condição foi denominada peri-implantite e foi definida por Meffert como a perda progressiva de osso peri-implantar, bem como alterações inflamatórias dos tecidos moles. Esta definição implica que tanto a perda óssea como a inflamação dos tecidos moles ocorrem em conjunto como resultado da invasão bacteriana. Por outro lado, Tonetti e Schmid dividiram a reação do hospedeiro à invasão bacteriana em dois grupos: mucosite peri-implantar, o que implica que as alterações inflamatórias estão localizadas apenas nos tecidos moles circundantes, e peri-implantite, em que a reação afecta os tecidos moles mais profundos e o osso circundante. Esta última explicação pode ser baseada no conceito de que os tecidos que rodeiam um implante oral funcional podem ser divididos em dois compartimentos anatómicos distintos, ambos com funções bem definidas. Estes são os tecidos moles, que podem selar o implante contra a agressão de bactérias exógenas, e o osso, que desempenha o papel de suporte do implante.[43,46,47] (**Fig. 15 e 18**)

Mombelli et al. demonstraram que os bastonetes Gram-negativos, incluindo bacteroides e fusobacterium ssp. são consistentes com implantes falhados. Rosenberg et al sugeriram mais tarde a associação entre a presença de espiroquetas e bastonetes móveis (que, em média, constituíam 42% do total de morfotipos na microflora subgengival, com uma predominância de micros peptostreptoccus, espécies de fusobacterium e bastonetes gram-negativos entéricos) em torno de implantes que falharam devido a infeção. Beaker et al também sugeriram a associação de actinobacillus actinomycetemcomitans. Prevotella intermedia, e porphyromonas gingivals (todos agentes patogénicos periodontais) com base na análise do ADN de locais de implantes que falharam. Os sinais clínicos de inflamação, hemorragia e purulência, para além do aumento da mobilidade, radiolucência peri-implantar e profundidades de sondagem superiores a 6 mm, estão associados a implantes falhados.

Estes resultados sugerem uma semelhança entre os locais de

implantes falhados e a periodontite. Esta semelhança foi ainda mais exposta por Haanaes, que afirmou que a microflora em torno de implantes estáveis e falhados é semelhante à microflora em torno de dentes naturais saudáveis e doentes, respetivamente. Esta semelhança também foi encontrada em vários outros estudos.

Estes resultados indicam que os implantes colocados em bocas parcialmente edêntulas correm um maior risco de fracasso devido a peri-implantite do que os colocados em bocas completamente edêntulas. Isto pode ser apoiado pelo facto de a microflora oral sofrer uma alteração quando o paciente perde a sua dentição (ou seja, a microflora de uma boca parcialmente desdentada é diferente da de uma boca completamente desdentada, onde existe uma diminuição acentuada dos agentes patogénicos periodontais), pelo que é possível a infeção cruzada dos locais de periodontite para os locais de implante na mesma boca. As provas que apoiam este conceito foram apresentadas por Gouvoussis et al.

Em contraste, papaioannou et al sugeriram que não é evidente que a presença de bactérias associadas à periodontite conduza necessariamente a um processo destrutivo dos tecidos peri-implantares. Além disso, salcctti et al sugeriram que não existe uma diferença significativa entre implantes falhados e estáveis no mesmo doente, excluindo assim o conceito de infeção cruzada.

Em conclusão, o papel da infeção na etiologia do insucesso dos implantes dentários foi evidente (como sugerido anteriormente e a partir dos resultados de sanz et al e Boutros et al). Por conseguinte, deve ter-se muita atenção quando se colocam implantes numa boca parcialmente edêntula. Para além disso, deve ser tentada uma terapia periodontal completa antes da colocação de implantes para evitar complicações desnecessárias (ou mesmo o insucesso). A constatação de uma semelhança entre a microflora dos implantes e a dos dentes naturais indica uma possível complicação por migração bacteriana para o local do implante.

Periimplantite retrógrada

O primeiro trabalho publicado que correlacionou a perda óssea marginal com o aperto dentário relatado e o desgaste oclusal registado nas próteses foi publicado por Lindquist et al. Esta condição foi referida como peri-implantite retrógrada, que foi descrita por Misch como uma falha retrógrada do implante possível devido a microfracturas ósseas causadas por carga ou sobrecarga prematura do implante, outras formas de trauma ou factores oclusais.

O mecanismo pelo qual a peri-implantite retrógrada induz a falha do implante pode ser explicado pelo facto de que, uma vez que a exigência biomecânica tenha excedido a capacidade de suporte de carga do osso, podem ocorrer microfracturas do osso na interface do implante.

Breetz et al referiram que os factores etiológicos que causam lesões periapicais à volta dos implantes (referidas como peri-implantite retrógrada) incluem o envolvimento bacteriano resultante de dentes extraídos (colocação num alvéolo infetado) ou dos dentes remanescentes (infeção cruzada), geração de calor excessivo durante a colocação e carga prematura (como foi descrito num relatório de Mcallister et al). Os autores também sugeriram que as lesões periapicais podem ocorrer devido a um espaço residual resultante da colocação incompleta do implante até à profundidade total da osteotomia (proposto por Reiser e Nevins). Finalmente, sugeriram o papel da carga prematura ou sobrecarga, para além de outros tipos de trauma, com base num estudo realizado por Misch.

Bretz et al. também demonstraram que os implantes afectados por peri-implantite retrógrada são caracterizados por perda óssea radiográfica periapical sem (pelo menos inicialmente) inflamação gengival. A microflora deste tipo de implante foi descrita por Rosenberg como consistente com a saúde periodontal, consistindo maioritariamente em estreptococos e organismos não móveis. A mocroflora subgengival de uma limalha de implante devido a peri-implantite retrógrada é semelhante à que se encontra à volta de implantes saudáveis.

As razões pelas quais os tecidos peri-implantares não acomodam tensões biomecânicas acrescidas foram explicadas por Meffect. Afirmou que os implantes se movem minimamente no osso em comparação com os seus homólogos naturais porque o ligamento periodontal hipertrofia com o aumento da função, permitindo um maior movimento no osso. Outra face é que, com a sobrecarga, ocorre microfracturação do osso. Por outro lado, o volume de osso mineralizado pode estar reduzido à volta dos dentes naturais, mas na ausência de inflamação ou doença periodontal, a situação é reversível assim que a sobrecarga é eliminada ou reduzida. Finalmente, existe uma área de suporte reduzida no implante em forma de raiz em comparação com os dentes naturais, porque o ligamento periodontal está ligado a um dente natural com maior área de superfície e permite uma carga fora do eixo.

Uma hipótese combinada foi proposta por Esposito et al. Afirmaram que, em algumas circunstâncias, tanto a sobrecarga como as etiologias infecciosas podem sobrepor-se, dando origem a uma etiologia mista. Esta hipótese pode basear-se no facto de que, com a perda de osso de suporte à volta do implante devido à agressão bacteriana, o implante fica sujeito a uma sobrecarga. O inverso também pode ocorrer se o implante for sujeito a sobrecarga e perda de osso de suporte seguido de invasão bacteriana, dando origem a uma situação de etiologia mista. S. D Ferreira et al sugeriram que os pacientes com periodontite, diabetes e má higiene oral eram mais propensos a desenvolver peri-implantite.

Em conclusão, uma análise cuidadosa das forças oclusais, um número adequado de implantes, uma colocação e distribuição precisas dos implantes e um acompanhamento adequado são obrigatórios para proteger o implante da peri-implantite retrógrada.

Problemas nos tecidos moles

Krekeler et al sugeriram uma relação entre o insucesso do implante e a ausência de uma faixa adequada de mucosa queratinizada em redor do pilar. Esta relação sugerida baseava-se na capacidade da mucosa queratinizada para suportar o insulto e a penetração bacteriana. Também, apoiando este conceito, Tonetti e Schmidt afirmaram que as falhas tardias que ocorrem como resultado de peri-implantite (etiologia infecciosa) ocorrem devido à função defeituosa dos tecidos moles. Por conseguinte, os tecidos marginais peri-pilar devem constituir uma barreira funcional entre o ambiente oral e o osso do hospedeiro, vedando o local de fixação óssea a agentes nocivos e a traumas térmicos e mecânicos. A perda gengival leva a uma recessão contínua à volta do implante com subsequente perda óssea. Isto conduzirá a uma falha do tipo tecido mole. Pelo contrário, strub et al afirmaram que a mucosa queratinizada ou placa dentária não parece estar relacionada com a falha do implante, mas que a sua presença pode facilitar os procedimentos de higiene do paciente.

Perda óssea (alterações radiográficas)

A perda de osso marginal ocorre tanto durante o período de

cicatrização como durante a ligação do pilar.

FALHAS BIOMECÂNICAS

Sobreaquecimento do osso e exercício de demasiada pressão

A elevação mínima da temperatura durante a perfuração cirúrgica do osso é um fator chave na técnica cirúrgica atraumática. O controlo da temperatura durante a preparação da osteotomia é um fator importante quando se pretende a osteointegração. A morte das células ósseas ocorre a uma temperatura de 470ºC ou superior quando a perfuração é efectuada durante 1 minuto (**Fig. 16**).

Existe uma forte correlação entre o sobreaquecimento do osso e a falha do implante. Por conseguinte, a experiência e a competência do médico são factores importantes para evitar este tipo de fracasso. Além disso, a pressão excessiva sobre o implante conduzirá à perda de osso devido à necrose das células ósseas.

Devido aos danos nas células ósseas, forma-se uma interface de tecido conjuntivo entre o implante e o osso viável, levando assim à perda de integração. Um ligeiro sobreaquecimento, que não é prejudicial, pode causar perda óssea pós-operatória à volta do local do implante. Recomenda-se a utilização de uma velocidade não superior a 2.000 rpm com uma série graduada de tamanhos de broca e que a irrigação externa ajude a evitar o aquecimento do osso.

No entanto, num estudo realizado por Iyer et al, foi observada uma relação inversa entre a velocidade de perfuração e a produção de calor; concluiu-se que, ao utilizar uma broca de carboneto 700 XL, a perfuração a alta velocidade (máximo de 400.000 rpm) refrigerada a água, produziu significativamente menos calor do que a perfuração a baixa velocidade (máximo de 2.000 rpm) ou a velocidade intermédia (máximo de 30.000 rpm).[11,5,48]

Contaminação do implante antes da inserção

O manuseamento contaminado do implante é um mau protocolo e o homem altera a química da superfície. O implante pode ser contaminado devido a erros do fabricante, pelo operador, por instrumentos que não sejam de titânio ou por bactérias (sobre a cavidade). Uma superfície de implante contaminada com bactérias pode resultar da contaminação da placa enquanto o implante está a ser inserido. As bactérias povoam a superfície, colonizam-na e tornam-se resistentes aos antibióticos. Isto afectará diretamente os tecidos que rodeiam o implante.

É interessante notar que a autoclavagem de um implante contaminado fará com que as bactérias permaneçam na superfície do implante, de modo que, quando o implante é colocado no corpo, torna-se quase impossível para as células fagocíticas limparem este material. Este facto pode contribuir para o insucesso de um implante, uma vez que impede a adaptação estreita do osso. A superfície do implante deve ser limpa com uma unidade de descarga luminescente por radiofrequência ou com um aparelho de limpeza por plasma. Os implantes dentários também podem ser contaminados através da transferência de metal (o implante é agarrado com um instrumento que não é de titânio). Weiss determina que todos os instrumentos que entram em contacto com os implantes devem ter pontas de titânio para evitar a contaminação por metais. Outro fator que contamina a superfície do implante é o pó de luva, que actua como uma película sobre o corpo do implante se houver contacto (dados não comunicados).

Desenho incorreto do implante

O desenho do implante parece afetar a taxa de sucesso dos implantes dentários, como foi demonstrado por vários investigadores. Parece que os implantes ocos (ou seja, o cesto oco) afectam negativamente a taxa de sucesso mais do que os cilindros sólidos, devido ao espaço morto que é suscetível de infeção. Sugere-se que os implantes sólidos são melhores do que os implantes ocos para o sucesso a longo prazo. Num estudo diferente, foi afirmado que os implantes cilíndricos e aparafusados são melhores do que os implantes cónicos ou escalonados do ponto de vista da distribuição do stress (**Fig. 17 e 21**).

Um sistema de design press-fit oferece a vantagem da facilidade de colocação, mesmo em locais de difícil acesso. Por exemplo, no maxilar posterior, em osso D4 muito mole, um implante roscado necessita de uma peça de mão 70:1 para ser inserido, porque a chave de mão não cabe numa área tão estreita. Os sistemas press-fit também são mais fáceis e mais rápidos de colocar porque o batimento ósseo, a velocidade de rotação e a direção da força na inserção do implante são menos relevantes. Os implantes com uma superfície rugosa ou nos quais a aposição óssea se processa mais rapidamente têm geralmente uma menor prevalência de fracasso precoce do implante quando comparados com os implantes em forma de parafuso de titânio maquinado. [52,62,71,105] **Cantilever excessivo**

Desde a introdução da prótese cantilever suportada por implantes para a arcada completamente edêntula, o cantilever tornou-se uma modalidade mais aceite em implantologia dentária para pacientes parcialmente edêntulos, pois coloca cargas compensadas nos pilares dos implantes e resulta em maiores forças de tração e de corte na fixação do cimento ou do parafuso.

Muitos problemas podem estar associados a cantilevers suportados por implantes dentários.

Estes problemas incluem a fratura da prótese, a perda de osseointergretação e a fratura óssea. Os cantilevers podem ser suportados por dentes naturais, implantes dentários ou ambos. Podem estar numa orientação distal ou mesial ou opostos por dentes naturais, uma ponte fixa ou uma prótese completa. O cantilever pode ser utilizado num paciente parafuncional ou não-parafuncional. Todas estas variantes podem afetar diretamente a taxa de sucesso dos cantilevers; por exemplo, o cantilever clássico sobre implantes anteriores colocados no osso D1 explica a sua própria taxa de sucesso elevada, ao contrário das unidades cantilever suportadas por implantes colocados no osso D4.

Rangeret afirmou que a colocação de implantes é um fator crucial a considerar numa prótese posterior de três unidades. Se essa prótese for suportada por dois implantes e tiver um dente em cantilever, o momento de flexão pode ser duas vezes superior ao de uma prótese em que ambas as extremidades estão suportadas. Com as forças oclusais a atuar sobre o cantilever, o implante torna-se um fulcro e é sujeito a forças axiais de rotação e torção.

Por fim, English afirmou que os cantilevers estendidos distais devem ser abordados com mais cautela, uma vez que se verifica um aumento da magnitude das forças oclusais nas áreas do primeiro e segundo molares. Extensões do tipo dedo para evitar a extrusão de um segundo molar superior podem ser suficientes.[35,48]

Pilares de cais

Devido à diferença na deslocação axial média entre os dentes naturais e os implantes dentários, a colocação do implante numa situação de cais é significativa. A rutura dos tecidos de suporte é extremamente rápida, uma vez que o implante dentário suportará a maior parte da carga em resultado da diferença na deslocação axial média. Foram desenvolvidas muitas soluções para evitar a ligação rígida. Scher recomendou a utilização de um conetor rígido na mesial do implante entre os pônticos do primeiro e segundo pré-molares. Misch explicou que, quando o implante serve como pilar de cais, o dente natural pode não ser cimentado porque o implante pode atuar como um fulcro. Recomendou também a utilização dos elementos de quebra de tensão. Mudar a situação de uma pilastra para uma prótese total suportada por implantes pode apresentar muitos problemas que surgiriam numa situação de pilastra.

Sem ajuste passivo

A obtenção de um ajuste passivo durante a inserção da prótese é considerada uma das chaves para o sucesso dos implantes dentários. Um ajuste passivo reduz as tensões a longo prazo nos componentes super-fracturados do implante e no osso adjacente aos implantes. A ausência de um ajuste passivo pode manifestar-se clinicamente através de dor e desconforto a curto prazo, e afrouxamento ou fratura dos componentes do implante a longo prazo devido a tensões excessivas no osso peri-implantar. (**Fig. 18**)

De acordo com Rangert et al, o ajuste passivo deve existir ao nível de 10 um e é necessário para obter uma distribuição óptima da carga. Milllington e Leung encontraram uma correlação positiva entre o tamanho da discrepância de ajuste e a tensão na superestrutura.

Alguns dos factores que prejudicam a obtenção de uma adaptação passiva são as alterações dimensionais das restaurações de ceramometria durante os ciclos de cozedura, as técnicas de moldagem inadequadas, a aplicação incorrecta de espaços e a utilização de um tipo de metal inadequado para a fundição. [106]

O ajuste passivo é considerado um fator importante para o sucesso dos implantes dentários. No entanto, existem poucos dados que permitam determinar a taxa de insucesso com uma adaptação não passiva, como o aumento do metal de encaixe (no caso de uma extensão longa) para compensar as alterações dimensionais.

Encaixe incorreto do pilar

A imobilidade dos componentes do implante dentário é um requisito para o sucesso. A obtenção de um ajuste correto da interface pilar-fixação é fundamental. O bloqueio inadequado entre as duas partes do dispositivo de implante anti-rotacional conduz a um aumento da população microbiana e a uma maior tensão nos componentes do implante, com subsequente perda óssea e rápida falha da união aparafusada. (**Fig. 19**)

Existe uma correlação direta entre o desajuste rotacional do pilar do implante e a falha da união aparafusada, provavelmente devido ao micromovimento entre os componentes do implante. Quando não existe um desajuste rotacional, o pilar encaixa imediatamente no hexágono externo e a carga é transferida para o hexágono externo e é dissipada através do alívio das tensões de compressão nos componentes fixados. Quando não existe contacto imediato devido ao desajuste rotacional, o pilar continua a rodar e é dissipada mais pré-carga durante este movimento. Recomenda-se que os componentes dos implantes dentários sejam verificados, antes da realização da impressão, através de um exame clínico e radiográfico de qualquer desajuste que possa levar a tais complicações.[28,36]

Conceção incorrecta da prótese

O plano ideal de tratamento com implantes baseia-se nas necessidades, desejos e compromissos financeiros do paciente. Nem todos os pacientes devem ser tratados com o mesmo tipo ou desenho de restauração. Estão disponíveis cinco opções protéticas em implantologia dentária. (**Fig. 20 e 26**)

Três restaurações são fixas e duas são removíveis. Um conhecimento alargado, uma seleção adequada do paciente, uma melhor compreensão psicológica, um planeamento protético pré-cirúrgico adequado e uma excelente base biomecânica são os principais componentes para conseguir um desenho protético adequado.[107]

Misch afirmou que devem ser avaliadas 10 considerações protéticas antes de o plano de tratamento final ser apresentado ao doente:

Espaço inter-arcos
Posição da pré-mucosa do implante
Plano oclusal existente
Relação de arco
Forma de arco
Oclusão existente
Prótese existente
Número e localização dos dentes em falta
Linha dos lábios
Flexão da mandíbula

10 condições ajudarão a conduzir a um plano protético adequado. Além disso, o clínico deve considerar os diferentes pontos biomecânicos antes de decidir sobre o desenho (ou seja, conectores, cantilevers, suporte,

distribuição de carga e carga)

Esquema oclusal incorreto

Os factores oclusais são um requisito primário para a sobrevivência a longo prazo, porque um padrão oclusal deficiente aumenta e localiza as forças. Estes factores podem levar a complicações mais frequentes das próteses e do suporte ósseo. O padrão oclusal dos implantes dentários foi derivado dos conceitos oclusais básicos dos dentes naturais. No entanto, o trauma oclusal nos implantes dentários é mais ofensivo do que nos dentes naturais, devido à diferença de dissipação de forças e às diferenças de propriocepção. O autor verificou, na sua experiência clínica, que o traumatismo oclusal pode ser mais rapidamente destrutivo e ofensivo para os implantes dentários. (**Fig. 22 e 25**)

Os materiais oclusais, a biomecânica óssea, as forças, a distribuição de tensões, a dimensão vertical, a oclusão cêntrica e as excursões laterais são factores importantes que devem ser considerados para obter uma oclusão equilibrada e uma taxa de insucesso reduzida .[16,47,91]

Momentos de flexão

A sobrecarga de flexão pode ser definida como uma situação em que as forças oclusais sobre uma prótese suportada por implantes exercem um momento de flexão na secção transversal do implante na crista óssea, levando à perda de osso marginal e/ou eventual fadiga do implante. Quirynin et al e Hoshaw et al demonstraram, tanto clínica como experimentalmente, que a reabsorção óssea à volta de um implante pode ser causada por sobrecarga. Isto irá induzir momentos de flexão no implante. Além disso, a análise de implantes fracturados recuperados clinicamente na Nobel pharma AB (Gotemburgo, Suécia) e os testes de fadiga in vitro de componentes de implantes demonstraram que a sobrecarga de flexão é um fator causal da fratura de implantes. Numa análise clínica retrospetiva efectuada por Rangert et al, foram propostos três factores causais associados à flexão do implante: (1) Implantes em linha, (2) alavancagem, e (3) bruxismo ou forças oclusais pesadas. Misch propôs uma correlação direta entre a força de flexão e o cubo do comprimento de uma prótese fixa, enquanto Rangert et al. propuseram uma relação proporcional entre a força de flexão e a distância do contacto oclusal à crista do osso de suporte.

O princípio mecânico da estabilização do tripé deve ser utilizado ao selecionar os locais de colocação de fixações em ambos os maxilares para proporcionar uma forma semelhante a um triângulo no posicionamento dos implantes para contrariar os momentos de flexão. Uma linha reta de fixações oferece pouco potencial para forças recíprocas entre fixações. Isto pode levar à osteointegração. É importante gerir corretamente os problemas mecânicos, bem como a reabsorção excessiva, com uma resposta adequada quando estes ocorrem. O dentista deve ter como objetivo reduzir a quantidade de momentos de flexão gerados em torno de um implante. Isto pode ser conseguido se for elaborado um plano de tratamento cuidadoso para selecionar a localização adequada e o número de implantes a colocar. Evitar ou reduzir os cantilevers, estreitar as dimensões da restauração final (tanto mesiodistalmente como vestibularmente) e centrar os contactos oclusais são todos objectivos clínicos.

Ligar os implantes à dentição natural

A ligação de dentes naturais a implantes dentários é controversa e não está resolvida. Sheets, Earthman e English analisaram exaustivamente os diferentes pontos de vista relativos à ligação de dentes naturais a implantes dentários e a sua relação com a intrusão de dentes naturais.

Devido à diferença entre os movimentos dos dentes naturais e dos implantes dentários nas direcções vertical e lateral, devido às potenciais diferenças na forma como os dentes naturais e os implantes reagiriam a cargas estáticas e dinâmicas, e devido à diferença na propriocepção, as ligações rígidas entre implantes e dentes são questionáveis. A intrusão de dentes naturais devido a conexões rígidas foi registada e foram postuladas teorias para explicar a intrusão. Sheets e Earthman explicaram a teoria da dissipação de energia e a ressonância harmónica; Clark et al explicaram o efeito a nível celular na intrusão dentária; Tuncay et al estudaram a falta de nível de oxigénio na função osteoblástica; Wilson et al explicaram a natureza viscoelástica do ligamento periodontal; Pilhstrom et al discutiram a relação entre a atrofia por desuso e o tamanho do espaço periodontal; Murphy discutiu a remodelação mandibular após a carga funcional de implantes de acordo com a lei de Wolff; e Davidovitch explicou a reação inflamatória reparadora no ligamento periodontal.

Alguns autores afirmam que a ligação da dentição natural aos implantes dentários constitui um perigo potencial para os implantes e para os dentes naturais. Por este motivo, outros recomendam a utilização de uma ligação não rígida entre os dentes naturais e os implantes. Por outro lado, olsson afirmou que não existe diferença na taxa de insucesso dos implantes ou dos dentes entre ligações rígidas e próteses totais suportadas por implantes.

Parece que a relação entre a ligação de dentes naturais e implantes e a taxa de insucesso não é muito clara. Mas sheets e Earthman recomendaram que a combinação de implantes e dentes naturais deve ser evitada porque não existe um sistema universalmente aceite que seja capaz de replicar o efeito de amortecimento do ligamento periodontal. É muito mais simples planear segmentos parciais fixos suportados por implantes e não ligados à dentição natural, sempre que anatomicamente possível.

Carregamento prematuro

A carga demasiado rápida do sistema de suporte do implante é considerada uma das causas mais comuns de fracasso relacionado com a prótese. Branemark afirmou que o protocolo rigoroso exige um período de cicatrização sem stress de 3 a 6 meses para que ocorra a osteointegração. Misch afirmou que, com 16 semanas, o osso circundante está apenas 70% mineralizado e ainda tem osso tecido como componente. O osso trançado tem uma estrutura desorganizada que não consegue suportar tensões em grande escala. Além disso, Misch classificou em conformidade um período de cicatrização específico para cada tipo de osso (de D1 a D4).

Brunski afirmou que deve ser evitado um micromovimento superior a 100 µm. Um movimento superior a este nível faria com que a ferida sofresse uma reparação de tecido fibroso em vez da regeneração óssea desejada. Mas isto é difícil de aplicar na prática. De facto, o nível exato de micromovimento que pode ser tolerado sem ser significativamente inibidor da formação óssea é desconhecido. Alguns autores aplicaram a carga imediata de implantes com determinados critérios com um elevado grau de sucesso, enquanto outros relataram uma taxa de insucesso precoce para fixações com carga imediata sete vezes superior à registada para casos retardados.

Esposito et al concluíram que os resultados preliminares indicam que parece ser possível obter um resultado previsível, utilizando uma modalidade de uma fase, apesar de o risco de fracasso precoce poder ser duplicado, em comparação com os implantes inseridos de forma submersa. No entanto, não só a qualidade do osso, mas também as diferentes caraterísticas do implante, em particular as propriedades da superfície (ou seja, rugosidade, revestimentos bioactivos, extensão da superfície em contacto direto com o osso), parecem ser da maior importância para os resultados precoces. Tarnow et al propuseram nove diretrizes para ajudar a garantir o sucesso clínico da carga imediata e sugeriram que

Os implantes roscados podem ser colocados em função imediata para suportar uma prótese fixa provisória em arcadas edêntulas durante o período de cicatrização de 4 a 6 meses, tanto na arcada mandibular como na maxilar. Um protocolo de carga retardada continua a ser o tratamento de eleição. A carga imediata para implantes múltiplos esplintados em toda a arcada pode revelar-se uma terapia de sucesso condicional.

Torque excessivo

A pré-carga dos componentes do implante foi efectuada primeiro à mão. De seguida, foi introduzida uma chave dinamométrica para aplicar uma quantidade fixa de binário (normalmente 20 Ncm). Um estudo interessante que avaliou o efeito da experiência do operador na quantidade e consistência do binário gerado durante o aperto manual dos componentes do implante concluiu que os médicos dentistas devem utilizar algum tipo de instrumento mecânico de aplicação de binário para garantir um aperto consistente dos componentes do implante, devido à variação da sensação tátil do objeto de teste. (**Fig. 16 e 24**)

Misch recomendou, aquando da entrega inicial da fixação da coifa, que o parafuso fosse apertado até aproximadamente dois terços a três quartos da força de torque final e, após 4 semanas, pode ser apertado até à força de torque total de 20 Ncm. Mais de 20 Ncm de força de torque pode levar à falha do implante, dependendo da superfície do implante utilizada (ou seja, maquinada, jateada, gravada com ácido, etc.). Um estudo referiu que as superfícies gravadas com ácido resistiram melhor às forças de contra-torque do que as superfícies jacteadas ou maquinadas .[1] [1,35,48]

RESUMO

De acordo com a máxima de De Vans de que a preservação meticulosa do que resta é mais importante do que a substituição meticulosa do que falta, a utilização de implantes dentários tem de ultrapassar muitos dos inconvenientes das próteses fixas e removíveis convencionais. As caraterísticas mais desejadas de um implante são aquelas que asseguram que a interface tecido-implante será estabelecida rapidamente e depois será mantida com firmeza. O sucesso a longo prazo dos implantes dentários baseava-se anteriormente no estado de osseointegração, que era medido por parâmetros como a mobilidade, a supuração e a perda óssea perimplantar. No entanto, mais recentemente, os implantes devem também cumprir determinados requisitos estéticos e funcionais.

O sucesso dos implantes dentários é difícil de prever, uma vez que depende de vários factores biomecânicos. É difícil avaliar se as várias modificações introduzidas nos implantes mais recentes proporcionam um melhor desempenho, pelo que está bem estabelecido que a falha pode ocorrer mesmo sob os melhores cuidados. Os implantes dentários podem falhar por diferentes razões, com uma gama que diferencia entre uma complicação e uma falha. As complicações dos implantes podem dever-se a uma seleção inadequada do doente, a complicações cirúrgicas e protéticas que podem ser geridas, evitando assim o fracasso da prótese. Um grau de complicação impossível de gerir é considerado um fracasso. O insucesso do implante é uma condição de resultado final estático que requer a remoção de um implante falhado.

O comportamento dos dentes naturais e dos implantes é comparado em condições locais e sistémicas saudáveis e desfavoráveis. Os factores endógenos locais incluem a qualidade do osso maxilar, o tabagismo, os cuidados orais deficientes e factores sistémicos como a diabetes mellitus, a osteoporose, etc.

A eficiência mastigatória de uma restauração suportada por implantes pode ser afetada por vários factores. Se a prótese implanto-suportada não cumprir essa função, considera-se que falhou devido a uma falha de função.

A perda de osseointegração pode ocorrer durante as fases iniciais do tratamento devido à incapacidade de mineralização da interface tecido-osso, que pode resultar de trauma cirúrgico, carga prematura, infeção e contaminação da superfície. O implante que perdeu a sua integração óssea caracteriza-se por ser móvel e fácil de remover com um simples movimento de contra-torque. Radiograficamente, observa-se uma zona radiolúcida fina em redor do acessório e uma camada fina de tecido mole (com a forma da superfície do acessório) após a remoção do acessório. Esta camada pode ser removida como o revestimento de um quisto.

Um implante com uma osseointegração bem sucedida pode, ainda assim, ser um fracasso se a prótese final não proporcionar a estética ideal necessária. A não obtenção de uma estética adequada pode dever-se a várias razões, algumas das quais não são tratáveis. O resultado estético de uma restauração suportada por implantes é afetado por quatro factores principais: (1) colocação do implante, (2) gestão dos tecidos moles, (3) considerações sobre enxertos ósseos e (4) considerações protéticas.

A qualidade do osso que suporta o implante é importante para o sucesso a longo prazo. A quantidade de osso disponível e a posição das estruturas anatómicas definem, em última análise, o desenho do implante a utilizar e a sua localização na arcada. A maioria dos fabricantes de implantes recomenda um espaço de 4 mm a 7 mm entre os implantes vizinhos para permitir um espaço biológico suficiente para evitar a necrose que pode ocorrer devido a uma diminuição do fornecimento de sangue. Além disso, um espaço suficiente entre os implantes permite manter um protocolo de higiene adequado.

A taxa de sucesso é proporcional ao comprimento do implante e à quantidade e qualidade do osso disponível. É expetável que a taxa de insucesso aumente proporcionalmente à medida que a profundidade do osso diminui para menos de 10 mm.

A largura do implante (especialmente na área da interface) é considerada um fator que contribui para o sucesso ou insucesso. Foi recomendado que, para a previsibilidade a longo prazo do implante dentário, é obrigatório um mínimo de 1 mm de osso em redor do acessório, tanto a nível vestibular como lingual, uma vez que mantém uma espessura óssea e um fornecimento de sangue suficientes.

A elevação mínima da temperatura durante a perfuração cirúrgica do osso é um fator chave na técnica cirúrgica atraumática. O controlo da temperatura durante a preparação da osteotomia é um fator importante quando se pretende a osteointegração. A morte das células ósseas ocorre a uma temperatura de 47^0 Cand superior quando a perfuração é efectuada durante 1 minuto.

Pensa-se que uma das causas mais comuns de fracasso dos implantes relacionados com a prótese é a carga demasiado rápida das próteses suportadas por implantes. O problema com a colocação de implantes em osso enxertado é a calendarização; ou seja, se o implante for carregado antes de o osso circundante amadurecer, passando de osso tecido para osso lamelar, a incidência de fracasso é muito maior devido à natureza do osso tecido. O osso lamelar é ideal para o suporte protético de implantes. O período de espera é obrigatório para a sobrevivência do implante nos casos de locais com osso enxertado (de 6 a 9 meses). Qualquer tentativa de colocar este implante em funcionamento antes do tempo previsto significa que o osso tecido será carregado. Isto afecta negativamente a sobrevivência do implante.

A cicatrização é uma das considerações básicas em cirurgia. Um problema com a cirurgia de implantes dentários é que a maioria dos dispositivos de implantes é inserida num campo contaminado, ou seja, a cavidade oral. A conceção incorrecta do retalho pode levar a uma infeção precoce no local do implante, o que comprometeria o estado do implante. Além disso, as condições sistémicas, como a diabetes mellitus, a anemia, a uremia e a iterícia, desempenham um papel importante na cicatrização de feridas.

O manuseamento contaminado do implante é um mau protocolo cirúrgico e pode alterar a química da superfície. O implante pode ser contaminado devido a erros do fabricante, pelo operador, por instrumentos que não sejam de titânio ou por bactérias (sobre a cavidade). A superfície contaminada do implante pode levar a uma osteointegração precoce. Uma superfície de implante contaminada com bactérias pode resultar da contaminação da placa durante a colocação do implante. As bactérias povoam a superfície, colonizam-na e tornam-se resistentes aos antibióticos. Isto afectará diretamente os tecidos que rodeiam o implante.

O desenho do implante parece afetar a taxa de sucesso dos implantes dentários. Parece que os implantes ocos (ou seja, o cesto oco) afectam mais negativamente a taxa de sucesso do que os cilindros sólidos, devido ao espaço morto que é suscetível de infeção. Sugere-se que os implantes sólidos são melhores do que os implantes ocos para o sucesso a longo prazo. Também se afirma que os implantes cilíndricos e aparafusados são melhores do que os implantes cónicos ou escalonados do ponto de vista da distribuição do stress.

A prótese em cantilever suportada por implantes coloca cargas deslocadas nos pilares do implante e resulta em maiores forças de tração e de corte na fixação do cimento ou do parafuso. Muitos problemas podem estar associados a cantilevers suportados por implantes dentários. Estes problemas incluem a fratura da prótese, a perda da osteointergretação e a fratura óssea. Os cantilevers podem ser suportados por dentes naturais, implantes dentários ou ambos. Podem estar numa orientação distal ou mesial ou opostos por dentes naturais, uma ponte fixa ou uma prótese completa. O cantilever pode ser utilizado num paciente parafuncional ou não-parafuncional. Todas estas variantes podem afetar diretamente a taxa de sucesso dos cantilevers.

Devido à diferença na deslocação axial média entre os dentes naturais e os implantes dentários, a colocação do implante numa situação de cais é significativa. A rutura dos tecidos de suporte é extremamente rápida, uma vez que o implante dentário suportará a maior parte da carga em resultado da diferença na deslocação axial média.

A obtenção de um ajuste passivo durante a inserção da prótese é considerada uma das chaves para o sucesso dos implantes dentários. Um ajuste passivo reduz as tensões a longo prazo nos componentes super-fracturados do implante e no osso adjacente aos implantes. A ausência de um ajuste passivo pode manifestar-se clinicamente por dor e desconforto a curto prazo, e afrouxamento ou fratura dos componentes do implante a longo prazo devido a tensões excessivas no osso peri-implantar.

A imobilidade dos componentes do implante dentário é um requisito para o sucesso. É fundamental conseguir um encaixe correto da interface pilar - dispositivo de fixação. O bloqueio incorreto entre as duas partes do dispositivo de implante anti-rotacional conduz a um aumento da população microbiana e a um aumento da tensão nos componentes do implante, com subsequente perda óssea e rápida falha da união aparafusada.

Os factores oclusais são um requisito primário para a sobrevivência a longo prazo, porque um padrão oclusal deficiente aumenta e localiza as forças. Estes factores podem levar a complicações mais frequentes das próteses e do suporte ósseo. O padrão oclusal dos implantes dentários foi derivado dos conceitos oclusais básicos dos dentes naturais. No entanto, o traumatismo oclusal nos implantes dentários é mais ofensivo do que nos dentes naturais devido à diferença de dissipação de forças e às diferenças na propriocepção devido à ausência do ligamento periodontal.

O plano ideal de tratamento com implantes baseia-se nas necessidades, desejos e compromissos financeiros do paciente. Nem todos os pacientes devem ser tratados com o mesmo tipo ou desenho de restauração. Um conhecimento alargado, uma seleção adequada do doente, uma melhor compreensão psicológica, um planeamento protético pré-cirúrgico adequado e uma excelente base biomecânica são os principais componentes para conseguir um desenho protético adequado. Devem ser estabelecidos critérios aceitáveis a longo prazo e identificados os factores limitantes antes da reconstrução protética para minimizar a ocorrência de complicações relacionadas com a manutenção e a gestão do doente.

CONCLUSÃO

O sucesso é alcançado se forem respeitados a função, a estética e a higiene e cabe ao dentista restaurador identificar as possíveis complicações no momento certo para evitar falhas.

Devem ser estabelecidos critérios aceitáveis a longo prazo e devem ser identificados os factores limitantes antes da reconstrução protésica para minimizar a ocorrência de complicações relacionadas com a manutenção e a gestão do doente.

Assim, com uma seleção adequada do paciente e um planeamento do tratamento, a utilização de implantes dentários para suportar restaurações que substituem dentes em falta pode proporcionar restaurações funcionais e estéticas duradouras.

Os implantes dentários podem falhar por diferentes razões, com uma gama que diferencia entre uma complicação e uma falha. As complicações dos implantes podem dever-se a uma seleção inadequada do doente, a complicações cirúrgicas e protéticas que podem ser geridas, evitando assim o fracasso da prótese. Um grau de complicação impossível de gerir é considerado um fracasso. O insucesso do implante é uma condição de resultado final estático que requer a remoção de um implante falhado.

Quando mal executado, podem surgir muitos problemas. Diz-se frequentemente que ***"um implante na posição incorrecta integrar-se-á sempre"***. Infelizmente, a falha na integração não é normalmente tão difícil de gerir como um implante mal posicionado que pode afetar a função e a estética da prótese. A maior parte das falhas, exceto a perda de integração, pode ser evitada através de um planeamento adequado do tratamento e de uma sólida compreensão dos aspectos de restauração dos implantes dentários, da biomecânica e das forças exercidas sobre as restaurações e os componentes dos implantes. Esta é a chave para evitar estes tipos de falhas de implantes e próteses sobre implantes com um planeamento de tratamento meticuloso adequado.

REFERÊNCIAS

1. **George A Zarb, John M Symington.** Implantes dentários osseointegrados.J prosthetic dentistry 1983;50:271-6.
2. **Amerian D Sones.** Complicações com implantes osseointegrados. J Prothetic Dentistry 1989;62:581-5.
3. **D Van Steenberghe**. Uma avaliação multicêntrica retrospetiva da taxa de sobrevivência de estruturas osseointegradas que suportam próteses parciais fixas no tratamento do edentulismo parcial. J Prosthetic dentistry 1989;61:217-23.
4. **G A Zarb, A Schmitt**. a eficácia clínica longitudinal de implantes dentários osseointegrados. parte 2. J Prosthetic dentistry 1989; 4:53-61.
5. **I P Van Rossen,L H Braak**. Elementos de absorção de stress em implantes dentários. Jornal de Medicina Dentária Protética 1990; 64:198-205.
6. **M R Rieger, M Mayberry** Análise de elementos finitos de seis implantes endósseos. J Prothetic Dentistry 1990;63:671-6.
7. **G A Zarb, A Schmitt.** A eficácia clínica longitudinal dos implantes dentários osseointegrados, parte 3. J Prosthetic dentistry 1990;64:185-94.
8. **Tulsane ,j f riachi F,** complicações dos implantes dentários. J de periodontologia 10(2) :219- 25 ,1991.
9. **O Roark WL**, melhorando as taxas de sobrevivência dos implantes através da utilização de um novo método de análise de risco. Revista internacional de implantologia oral. 8(1) : 31-57, 1991.
10. **Becker, W. becker BE.** Achados clínicos e microbiológicos que podem contribuir para o insucesso dos implantes dentários. Revista internacional de implantes orais e maxilofaciais. 5(1):31- 8,1990.
11. **Friberg, B.Jemt T.** Early failures in 4,641 conswcutively placed

Branemark dental implants: a study from stage 1 surgery to the connection of completed prostheses. Int journal of oral & maxillofacial implants .6(2) :142-6,1991.

12. **Steflik, D E, Mckinney, Marshall BL**. Implantes dentários retirados de seres humanos: uma análise microscópica de luz de diagnóstico dos resultados em sete casos de fracasso. Revista internacional de implantes orais e maxilofaciais. 6 (2): 147-53,1991.

13. **James C Taylor, Micheal D Cunningham**. Falha de um implante dentário endosteal revestido a hidroxiapatite. J Prosthetic dentistry 1996;75:353-5.

14. **Roy L Bodine ,Roy T Yanase.** Quarenta anos de experiência com próteses de implantes subperiosteais em 41 pacientes edêntulos. J Prosthetic dentistry 1996;75:33-44.

15. **Salama H, Salama MA, Li TF, Garber DA, Adar P.** Planeamento do tratamento: uma revisão esteticamente orientada do protocolo original de implantes. 1997;9(2):55-67.

16. **Mohamed moataz khamis.** Uma comparação do efeito de diferentes formas oclusais em overdentures mandibulares. J Prosthetic dentistry 1998;79:422-9.

17. **Lisa A Lang, Kenneth B** O efeito da utilização de um dispositivo de binário computorizado no complexo implante-pilar. J Prosthetic dentistry 1999;81:411-7.

18. **Cochran DL.** A base científica e as experiências clínicas com implantes Straumann, incluindo o sistema de implantes dentários ITIA: um relatório de consenso. The Clin Oral Impl Res 2000: 11 (Suppl.): 33 - 58.

19. **Belser UC, Mericske-Stern R, Bernard JP, Taylor TD**. Gestão protética do paciente parcialmente dentado com restaurações de implantes fixos. Clin Oral Impl Res 2000: 11 (Suppl.): 126-145.

20. **Schwarz MS**. Complicações mecânicas dos implantes dentários. Clin Oral Impl Res 2000: 11 (Suppl.): 156 -158.

21. **Szmukler-Moncler S, Piattelli A, Favero GA, Dubruille J-H.** Considerações preliminares à aplicação de protocolos de carga precoce e imediata em implantologia dentária. Clin Oral Impl Res 2000: 11: 12-25.

22. **Berge TI, ɑronningsæter AG**. Sobrevivência de implantes de safira de cristal único que suportam overdentures mandibulares. Clin Oral Impl Res 2000: 11: 154-162.

23. **De Bruyn H, Linde'n U, Collaert B, Bjorn A-L**. Qualidade do tratamento de restauração fixa em implantes Brânemark. Um estudo de acompanhamento de 3 anos em consultórios dentários privados. Clin Oral Impl Res 2000: 11: 248-255.

24. **Norton MR.** Uma avaliação *in vitro* da resistência de uma articulação de pilar cónico de 1 peça e de 2 peças na conceção de implantes. Clin Oral Impl Res 2000: 11: 458-464.

25. **Duyck J, Van Oosterwyck H, Vander Sloten J, De Cooman M, Puers R, Naert I.** Magnitude e distribuição das forças oclusais em implantes orais que suportam próteses fixas: um estudo *in vivo*. Clin Oral Impl Res 2000: 11: 465-475

26. **De Albuquerque Junior RF, Lund JP, Tang L, Larive'e J, de Grandmont P, Gauthier G, Feine JS.** Comparação intra-sujeito de próteses maxilares retidas por implantes de barra longa com e sem cobertura palatina: resultados baseados no paciente. Clin Oral Impl Res 2000: 11: 555 -565.

27. **Rosenquist B, Ahmed M.** A substituição imediata de dentes por implantes dentários utilizando membranas ósseas homólogas para selar as cavidades: resultados clínicos e radiográficos 1Department of Oral & Maxillofacial. Clin Oral Impl Res 2000: 11: 572-582.

28. **Snauwaert K, Duyck J, van Steenberghe D, Quirynen M, Naert I**. Taxa de insucesso dependente do tempo e perda óssea marginal de próteses suportadas por implantes: um estudo de acompanhamento de 15 anos. Clin Oral Investig. 2000 Mar;4(1):13-20.

29. **Orenstein IH, Tarnow DP, Morris HF, Ochi S** Sobrevivência de três anos após a colocação de implantes móveis aquando da colocação. Ann Periodontol. 2000 Dec;5(1):32-41.

30. **Lindh T, Gunne J, Ba"ck T, Nystro"m E.** Próteses suportadas por implantes versus implantes dentários na maxila posterior: um relatório de 2 anos. *Clin. Oral Impl. Res.* **12**, 2001; 441 -449

31. **Moberg L-E, Kondell P-Â, Sagulin G-B, Bolin A, Heimdahl A, Gynther GW.** Brânemark SystemA e ITI Dental Implant SystemA para o tratamento do edentulismo mandibular. Um estudo comparativo e aleatório: Acompanhamento de 3 anos. *Clin. Oral Impl. Res.* **12**, 2001; 450-461

32. **Ekfeldt A, Christiansson U, Eriksson T, Linde'n U, Lundqvist S, Rundcrantz T, Johansson L Â, Nilner K, Billstrom C**. Uma análise retrospetiva dos factores associados a falhas de implantes múltiplos nos maxilares. *Clin. Oral Impl. Res.* **12**, 2001; 462-467

33. **Roccuzzo M, Bunino M, Prioglio F, Bianchi SD.** Carga precoce de implantes jacteados com areia e gravados com ácido (SLA): um estudo comparativo prospetivo de boca dividida. Resultados de um ano. *Clin. Oral Impl. Res.* **12**, 2001; 572-578

34. **Quirynen M, Peeters N, Naert I, Coucke W, van Steenberghe D**. Saúde peri-implantar em torno de implantes aparafusados de titânio c.p. maquinados em pacientes parcialmente edêntulos com ou sem periodontite em curso. *Clin. Oral Impl. Res.* **12**, 2001; 589-594

35. **Duyck J, Ronold HJ, Van Oosterwyck H, Naert I, Vander Sloten J, Ellingsen JE**. A influência da carga estática e dinâmica nas reacções

ósseas marginais em torno de implantes osseointegrados: um estudo experimental em animais. *Clin. Oral Impl. Res.* **12**, 2001; 207-218

36. **Naert I, Duyck J, Hosny M, van Steenberghe D**. Próteses autónomas e ligadas a implantes no tratamento de pacientes parcialmente desdentados. Parte I: Uma avaliação clínica até 15 anos. *Clin. Oral Impl. Res.* **12**, 2001; 237-244
37. **Mericske-Stern R, Aerni D, Buser D, Geering AH**. Avaliação a longo prazo de implantes de cilindro oco não submersos. Resultados clínicos e radiográficos. *Clin. Oral Impl. Res.* **12**, 2001; 252-259
38. **Raghoebar GM, Timmenga NM, Reintsema H, Stegenga B, Vissink A**. Enxerto ósseo maxilar para inserção de implantes endósseos: resultados após 12- 124 meses . *Clin. Oral Impl. Res.* **12**, 2001; 279-286
39. **Quirynen M, De Soete M, van Steenberghe D**. Infectious risks for oral implants: a review of the literature. *Clin. Oral Impl. Res.* **13**, 2002; 1 -19
40. **Cochran D, Buser D, ten Bruggenkate C, Weingart D, Taylor T, Bernard J, Peters F, Simpson J.** A utilização de tempos de cicatrização reduzidos em implantes ITIA com uma superfície jato de areia e gravada com ácido (SLA). *Clin. Oral Impl. Res,* 13, 2002; 144-153
41. **Testori T, Del Fabbro M, Feldman S, Vincenzi G, Sullivan D, Rossi Jr., R, Anitua E, Bianchi F, Francetti L, Weinstein RL. R, Anitua E, Bianchi F, Francetti L, Weinstein RL**. Uma avaliação prospetiva multicêntrica de implantes OsseotiteA com carga de 2 meses colocados nos maxilares posteriores: Resultados de acompanhamento de 3 anos. *Clin. Oral Impl. Res.* **13**, 2002; 154 -161
42. **Ferrigno N, Laureti M, Fanali S, Grippaudo G**. Um estudo de acompanhamento a longo prazo de implantes ITI não submersos no

tratamento de maxilares totalmente edêntulos. *Clin. Oral Impl. Res,* **13**, 2002; 260-273

43. **Hultin M, Gustafsson A, Hallstrom H, Johansson LÂ, Ekfeldt A, Klinge B**. Achados microbiológicos e resposta do hospedeiro em pacientes com peri-implantite . *Clin. Oral Impl. Res,* **13**, 2002; 349-358

44. **Naert I, Koutsikakis G, Duyck J, Quirynen M, Jacobs R, van Steenberghe** D. Biologic outcome of implantsupported restorations in the treatment of partial Edentulism *Clin. Oral Impl. Res,* **13**, 2002; 381 -389

45. **Mau J, Behneke A, Behneke N, Fritzemeier CU, Gomez- Roman G,d' Hoedt B, Spiekermann H, Strunz V, Yong M** para o Grupo de Estudo SPPI. Comparação multicêntrica aleatória de dois revestimentos de implantes cilíndricos intramóveis em 313 mandíbulas parcialmente edêntulas acompanhadas durante 5 anos *Clin. Oral Impl. Res,* **13**, 2002; 477-487

46. **Hardt CRE, Grondahl K, Lekholm U, Wennstrom JL**. Resultado da terapia com implantes em relação à perda de suporte ósseo periodontal. *Clin. Oral Impl. Res,* **13**, 2002; 488-494

47. **van Steenberghe D, Jacobs R, Desnyder M, Maffei G, Quirynen M**. O impacto relativo dos factores locais e endógenos relacionados com o paciente na falha do implante até à fase do pilar. *Clin. Oral Impl. Res,* **13**, 2002; 617-622

48. **Hanses G, Smedberg JI, Nilner K**. Análise de um dispositivo para avaliação do afrouxamento dos parafusos do pilar e da prótese em implantes orais. *Clin. Oral Impl. Res,* **13**, 2002; 666-670

49. **El-Askary AS**. Utilização de enxertos de tecido conjuntivo para melhorar o resultado estético do tratamento com implantes: um relatório clínico de 2 pacientes, J Prosthet Dent. 2002 Feb;87(2):129-32.

50. **Chee WW.** Planeamento do tratamento e gestão dos tecidos moles para uma estética óptima dos implantes: uma perspetiva protética. Calif Dent Assoc. 2003 Jul;31(7):559-63.

51. **Barone A, Covani U, Cornelini R, Gherlone E**. Densidade óssea radiográfica à volta de implantes orais de carga imediata. Uma série de casos.Clin. Oral Impl. Res., 14, 2003; 610-615

52. **Gapski R, Wang H-L, Mascarenhas P, Lang NP**. Revisão crítica da carga imediata de implantes.Clin. Oral Impl. Res, 14, 2003; 515-527

53. **Zarone F, Apicella A, Nicolais L, Aversa R, Sorrentino R**. Flexão mandibular e acumulação de tensões em próteses fixas de arcada completa mandibular suportadas por implantes osseointegrados *Clin. Oral Impl. Res,* **14**, 2003; 103-114

54. **Stricker A, Voss PJ, Gutwald R, Schramm A, Schmelzeisen** R. Aumento do pavimento do seio maxilar com enxertos ósseos autógenos para permitir a colocação de implantes com superfície SLA: resultados preliminares após 15 - 40 meses. *Clin. Oral Impl. Res,* **14**, 2003; 207-212

55. **Gerry M. Raghoebar** Carga precoce de implantes endósseos no maxilar aumentado: estudo prospetivo de 1 ano. Clin. Oral Impl. Res. 14, 2003; 697-702

56. **Nedir R, Bischof M, Briaux J-M, Beyer S, Szmukler-Moncler S, Bernard J-P**. Uma análise da tabela de vida de 7 anos de um estudo prospetivo sobre implantes ITI com especial ênfase na utilização de implantes curtos. Resultados de um consultório privado. Clin. Oral Impl. Res. 15, 2004; 150 -157

57. **Bergkvist G, Sahlholm S, Nilner K, Lindh C.** Próteses fixas suportadas por implantes no maxilar desdentado. Um acompanhamento clínico e radiológico de 2 anos do tratamento com implantes ITI não submersos. Clin. Oral Impl. Res. 15, 2004; 351 -359

58. **Kitamura E, Stegaroiu R, Nomura S, Miyakawa O**. Biomechanical aspects of marginal bone resorption around osseointegrated implants: considerations based on a threedimensional finite element analysis. Clin. Oral Impl. Res. 15, 2004; 401-412

59. ***Ci* ehreli MC, Akcj a K, I'plikcj iog~lu H, Sj ahin S**. Dynamic fatigue resistance of implant-abutment junction in an internally notchedmorse-taper oral implant: influence of abutment design. Clin. Oral Impl. Res. 15, 2004; 459-465

60. **Strand P, Engquist B, Dahlgren S, Kerstin E, Feldmann H.** Implantes dos sistemas Astra Tech e Bra°nemark: um estudo prospetivo de 5 anos de reacções ósseas marginais.Clin. Oral Impl. Res. 15, 2004; 413 -420

61. **Uehara T, Takaoka K, Ito K.** Evidência histológica de osseointegração em implantes humanos do tipo parafuso revestidos a hidroxiapatite recuperados de fracturas: relato de um caso. Clin. Oral Impl. Res. 15, 2004; 540-545

62. **Periklis proussaefs, Jaime lozada**. Carga imediata de implantes revestidos a hidroxiapatite na zona dos pré-molares superiores. J prosthetic dentistry 2004;91:228-33.

63. **Glauser R, Sennerby L, Meredith N, Re'e A, Lundgren AK, Gottlow J, Ha"mmerle CHF**. Análise da frequência de ressonância de implantes sujeitos a carga oclusal funcional imediata ou precoce. Implantes bem sucedidos vs. implantes falhados. Clin. Oral Impl. Res. 15, 2004; 428-434

64. **Bischof M, Nedir R, Szmukler-Moncler S, Bernard J-P, Samson J.** Medição da estabilidade de implantes de carga imediata e tardia durante a cicatrização. Um estudo clínico RFA com implantes SLA ITI. Clin. Oral Impl. Res. 15, 2004; 529-539

65. **Nedir R, Bischof M, Szmukler-Moncler S, Bernard J-P, Samson J.**

Previsão da osseointegração através da estabilidade primária do implante. Um estudo de análise de frequência de ressonância com implantes ITI SLA de carga imediata e tardia. Clin. Oral Impl. Res. 15, 2004; 520-528

66. **Liskmann S, Zilmer M, Vihalemm T, Salum O, Fischer K.** Correlação entre a saúde peri-implantar e os níveis de mieloperoxidase: um estudo clínico transversal. Clin. Oral Impl. Res. 15, 2004; 546-552

67. **van Steenberghe D, Molly L, Jacobs R, Vandekerckhove B, Quirynen M, Naert** I. A reabilitação imediata por meio de uma prótese fixa final pronta na mandíbula edêntula: um estudo de acompanhamento de 1 ano em 50 pacientes consecutivos.Clin. Oral Impl. Res. 15, 2004; 360- 365

68. **Pjetursson BE, Tan K, Lang NP, Bra"gger U, Egger M, Zwahlen M. Uma** revisão sistemática das taxas de sobrevivência e de complicações das próteses parciais fixas (FPDs) após um período de observação de pelo menos 5 anos. I. FPDs suportadas por implantes.Clin. Oral Impl. Res. 15, 2004; 625-642

69. **Sawako yokoyama, Noriyuki wakabayashi.** A influência da localização e do comprimento do implante na distribuição da tensão para próteses parciais fixas cantilever posteriores suportadas por implantes de três unidades.J prosthetic dentistry 2004;91:234-40.

70. **Kim Y, Oh T-J, Misch CE, Wang H-L.** Considerações oclusais na terapia com implantes: diretrizes clínicas com fundamentação biomecânica. Clin. Oral Impl. Res. 16, 2005; 26-35

71. **Jungner M, Lundqvist P, Lundgren S.** Implantes de titânio oxidado (Nobel Biocares TiUnitet) comparados com implantes de titânio torneado (Nobel Biocares mark IIIt) no que respeita à falha do implante num grupo de pacientes consecutivos tratados com carga funcional precoce e protocolo de duas fases. Clin. Oral Impl. Res. 16, 2005; 308-

312

72. **Huang H-L, Huang J-S, Ko C-C, Hsu J-T, Chang C-H, Chen MYC**. Efeitos da prótese esplintada suportada por um implante largo ou dois implantes: uma análise tridimensional de elementos finitos. Clin. Oral Impl. Res. 16, 2005; 466-472
73. **Jivraj SA, Chee WW.** Utilização de uma prótese parcial removível no tratamento do afrouxamento crónico de parafusos. J Prosthet Dent. 2005 Jan;93(1):13-6.
74. **Quirynen M, Alsaadi G, Pauwels M, Haffajee A, van Steenberghe D, Naert I.** Resultados microbiológicos e clínicos e satisfação do paciente para duas opções de tratamento no maxilar inferior edêntulo após 10 anos de função.Clin. Oral Impl. Res. 16, 2005; 277-287
75. **Akcj a K, Akkocaog[w] Iu M, Co"mert A, Tekdemir I', *Ci* ehreli MC.** Tensões do tecido ósseo humano ex vivo em torno de implantes com carga imediata que suportam sobredentaduras maxilares.Clin. Oral Impl. Res. 16, 2005; 715-722
76. **Yerit KC, Posch M, Seemann M, Hainich S, Do" rtbudak O, Turhani D, O" zyuvaci H, Watzinger F, Ewers R:** Sobrevivência de implantes em mandíbulas de pacientes com cancro oral irradiado. Clin. Oral Impl. Res. 17, 2006; 337-344
77. **Artzi Z, Carmeli G, Kozlovsky, A.** Um sistema distinto de observação entre a sobrevivência e o resultado da taxa de sucesso de implantes revestidos a hidroxiapatite em 5 a 10 anos em função.Clin. Oral Impl. Res. 17, 2006; 85 - 93
78. **Romeo E, Lops D, Amorfini L, Chiapasco M, Ghisolfi M, Vogel G.** Avaliação clínica e radiográfica de implantes de pequeno diâmetro (3,3 mm) seguidos durante 1 a 7 anos: um estudo longitudinal.Clin. Oral Impl. Res. 17, 2006; 139 -148
79. **Ferrigno N, Laureti M, Fanali S**. Colocação de implantes dentários

em conjunto com a elevação do pavimento sinusal com osteótomo: uma análise da tabela de vida de 12 anos de um estudo prospetivo em 588 implantes ITIs.Clin. Oral Impl. Res. 17, 2006; 194-205

80. **Landes CA, Kova'cs** AF. Comparação da carga telescópica precoce de implantes ITI não submersos em pacientes com cancro oral irradiados e não irradiados. Clin. Oral Impl. Res. 17, 2006; 367-374

81. **Bischof M, Nedir R, Abi Najm S, Szmukler-Moncler S, Samson J.** Uma análise da tabela de vida de cinco anos em implantes ITI de colo largo com avaliação protética e análise radiográfica: resultados de um consultório privado. Clin. Oral Impl. Res. 17, 2006; 512 - 520

82. **Molly L, Quirynen M, Michiels K, van Steenberghe D**. Comparação entre o aumento do osso do maxilar através de uma membrana oclusiva rígida de titânio ou de um enxerto autólogo da anca: uma avaliação clínica retrospetiva. Clin. Oral Impl. Res. 17, 2006; 481 -487

83. **Chiapasco M, Zaniboni M, Boisco M**. Procedimentos de aumento para a reabilitação de rebordos edêntulos deficientes com implantes orais. Clin. Oral Impl. Res. 17 (Suppl. 2), 2006; 136 -159

84. **Isidor F**. Influência das forças no osso peri-implantar. Clin. Oral Imp. Res. 17 (Suppl. 2), 2006; 8 -18

85. **F.lobbezoo** implantes dentários em pacientes com hábitos de bruxismo. J Oral rehabilitation. 33 2006;152 - 159

86. **Di Felice R, Rappelli G, Camaioni E, Cattani M, Meyer J-M, Belser UC.** Coroas de implantes cimentáveis compostas por estruturas de superestrutura fundidas cimentadas em coifas primárias electroformadas: um estudo de retenção in vitro.Clin. Oral Impl. Res. 18, 2007; 108 -113

87. **Blanes RJ, Bernard JP, Blanes ZM, Belser UC.** Um estudo prospetivo de 10 anos de implantes dentários ITI colocados na região posterior. II: Influência do rácio coroa/implante e diferentes

modalidades de tratamento protético na perda óssea da crista.Clin. Oral Impl. Res. 18, 2007; 707-714

88. **Brink J, Meraw SJ, Sarment DP.** Influência do diâmetro do implante no osso circundante.Clin. Oral Impl. Res. 18, 2007; 563 - 568

89. **Chiapasco M, Zaniboni M, Rimondini L**. Enxertos ósseos autógenos onlay vs. osteogénese de distração alveolar para a correção de cristas edêntulas verticalmente deficientes: um estudo prospetivo de 2-4 anos em humanos. Clin. Oral Impl. Res., 18, 2007; 432-440

90. **Wittwer G, Adeyemo WL, Wagner A, Enislidis G.** Colocação sem retalho guiada por computador e carga imediata de quatro implantes cónicos do tipo parafuso na mandíbula edêntula Clin. Oral Impl. Res. 18, 2007; 534-539

91. **Strietzel FP, Reichart PA**. Reabilitação oral utilizando implantes aparafusados cilíndricos Camlogs com uma superfície microestruturada jacteada com partículas e gravada com ácido. Resultados de um estudo prospetivo com especial atenção para os implantes curtos. Clin. Oral Impl. Res. 18, 2007; 591-600

92. **Nordin T, Graf J, Frykholm A, Hellde'n L**. Carga funcional precoce de implantes Straumann jacteados com areia e gravados com ácido (SLA) após colocação imediata em alvéolos de extração maxilar. Resultados clínicos e radiográficos. Clin. Oral Impl. Res. 18, 2007; 441-451

93. **Pjetursson BE, Bra"gger U, Lang NP, Zwahlen M.** Comparação das taxas de sobrevivência e de complicações de próteses dentárias fixas suportadas por dentes (FDPs) e FDPs suportadas por implantes e coroas unitárias (SCs). Clin. Oral Impl. Res. 18 (Suppl. 3), 2007; 97 -113

94. **W Chee e S Jivraj.** Failures in implant dentistry (Falhas na implantologia dentária). British dental journal 202,123-129 (2007).

95. **Alsaadi, G., Quirynen, M. & van Steenberghe, D.** (2006) A

importância das caraterísticas da superfície do implante na substituição de implantes falhados. *Jornal Internacional de Implantes Orais e Maxilofaciais* 2, 270-274.

96. **Roland M Meffert,**Porque é que os implantes falham? parte II.implantologia dentária 8,1999;265- 273

97. **Lambert PM et al.** Comparação dos resultados clínicos de implantes dentários osseointegrados colocados em fumadores e não fumadores. Ann Periodontol. 2000 Dec;5(1):79-89.

98. **Christopher D. J. Evans, Stephen T. Chen**. Resultados estéticos da colocação imediata de implantes. Clin. Oral Impl. Res 10.1111/j.1600-0501.2007.01413.x.

99. **Daniel Edelhoff, Mutlu O" zcan.** Até que ponto a longevidade das próteses dentárias fixas depende da função do cimento. Clin. Oral Impl. Res. 18 (Suppl. 3), 2007; 193-204.

100. **Rafael Juan Blanes, Jean Pierre Bernard, Zulema Maria Blanes Urs Christoph Belser** Um estudo prospetivo de 10 anos de implantes dentários ITI colocados na região posterior. II: Influência do rácio coroa/implante e de diferentes modalidades de tratamento protético na perda óssea da crista. Clin. Oral Impl. Res. 18, 2007; 707-714.

101. **Roberto Di Felice, Giorgio Rappelli, Emanuele, Camaioni,Maria CattaniJean-Marc Meyer,Urs C. Belser.** Coroas de implantes cimentáveis compostas por estruturas de superestrutura fundidas cimentadas em coifas primárias electroformadas: um estudo de retenção in vitro Clin. Oral Impl. Res. 18, 2007; 108-113.

102. **Jeff Brink, Stephen J. Meraw, David P. Sarment**. Influência do diâmetro do implante no osso circundante Clin. Oral Impl. Res. 18, 2007; 563- 5682007

103Matteo **Chiapasco,Marco Zaniboni,Maurizio Boisco**

Procedimentos de aumento para a reabilitação de rebordos edêntulos deficientes com implantes orais Clin. Oral Impl. Res. 17 (Suppl. 2), 2006; 136-159

104. **Gert Wittwer, Wasiu Lanre Adeyemo, Arne Wagner, Georg Enislidis.** Colocação sem retalho guiada por computador e carga imediata de quatro implantes cónicos do tipo parafuso na mandíbula edêntula Clin. Oral Impl. Res. 18, 2007; 534-539

105. **Frank Peter Strietzel, Peter A. Reichart**. Reabilitação oral utilizando implantes aparafusados cilíndricos Camlogs com uma superfície microestruturada jacteada e gravada com ácido Clin. Oral Impl. Res. 18, 2007; 591-600

106. **Thomas Nordin, Johan Graf, Anders Frykholm, Leif IIellde'n** Carga funcional precoce de implantes Straumann jacteados com areia e gravados com ácido (SLA) após colocação imediata em alvéolos de extração maxilar Clin. Oral Impl. Res. 18, 2007; 441-451

107. **Kreissl ME, Gerds T, Muche R, Heydecke G, Strub JR**. Complicações técnicas de próteses parciais fixas implanto-suportadas em casos parcialmente edêntulos após um período médio de observação de 5 *anos.Clin. Orallmpl. Res* 10.1111/j.1600-0501.2007.01414.x

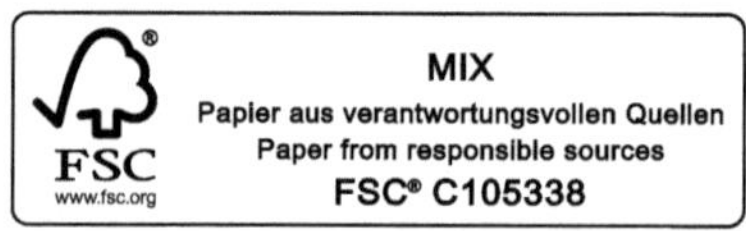

Printed by Books on Demand GmbH, Norderstedt / Germany